U0277121

破茧而出：走出抑郁

| 李文奇　/ 编著

ZHEJIANG UNIVERSITY PRESS
浙江大学出版社

图书在版编目（CIP）数据

破茧而出：走出抑郁 / 李文奇编著. — 杭州：浙江大学出版社，2017.9
ISBN 978-7-308-17171-7

Ⅰ. ①破… Ⅱ. ①李… Ⅲ. ①抑郁症－防治 Ⅳ. ①R749.4

中国版本图书馆CIP数据核字(2017)第178941号

破茧而出：走出抑郁

李文奇　编著

责任编辑	林汉枫　张　鸽	
文字编辑	金　蕾	
责任校对	陈静毅　王安安	
封面设计	春天书装	
排　　版	杭州兴邦电子印务有限公司	
出版发行	浙江大学出版社	
	（杭州市天目山路 148 号邮政编码 310007）	
	（网址：http://www.zjupress.com）	
印　　刷	杭州日报报业集团盛元印务有限公司	
开　　本	880mm×1230mm　1/32	
印　　张	7.875	
字　　数	170 千	
版 印 次	2017 年 9 月第 1 版　2017 年 9 月第 1 次印刷	
书　　号	ISBN 978-7-308-17171-7	
定　　价	35.00 元	

序 一

首先需要表达的是，我非常高兴为本书作序，原因有二：一是获得先读之机，这本身就是一种优待；二是本书的作者——李文奇老院长是我非常尊敬的老专家、老朋友，故有此机会，自然高兴。同时，也需要坦诚地说明，我不敢妄谈作序，就是谈感言和读书心得吧。先说一件令我感动的事。前不久，到金华市第二医院为一个学习班讲课，有机会与李文奇老院长交流，他说写《破茧而出：走出抑郁》的灵感来自我于2003年10月1日发表在《精神卫生通讯》上的《你了解抑郁症吗》一文。十余年过去了，他还完好地保存着这张报纸，并送给我留作纪念。我看到报纸上有很多用红笔和钢笔做的标记，当时真的很感动，这种感动绝不是因为我的一篇文章在上面，而是因为一位80多岁老专家的敬业精神、孜孜不倦的学习精神、一心想解救患者于水火的奉献精神。

他自1997年退休后，一直坚持出诊，认真对待每一位患者，从不懈怠。他说，抑郁障碍（抑郁症）患者占他门诊人数的54.0%，他深深地体会到抑郁障碍的潜在性、复杂性和持久性。这些特性使抑郁症患者陷入极度痛苦之中，大大降低了生活质量，严重者甚至有可能自杀，也影响了社会安

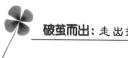

宁。因此，抑郁障碍不仅仅是一个医学问题，更是一个严重的社会问题。作为一名精神科医生，应该为此做些有益的事情。正是鉴于这种认识和思考，他拿起笔来，总结了他在几十年临床工作中对抑郁障碍的认识和诊治经验，形成了这本既有科学性又有很强的科普性、实用性的著作。

作为一名医生，我认为他功成名就，具有主任医师、知名专家、院长等各种头衔，他完全可以享受生活、颐养天年了，但他仍然在为患者服务。为了使更多的人获益，他查阅大量资料，潜心研究，注重提炼，将理论与临床实践有机地结合起来，完成了这本有特色的著作。我想，书中的知识和经验自然值得学习，而书外的这种精神更让人敬佩。

这本书在内容上，包括了对抑郁症的传统介绍，从抑郁症名称的由来到抑郁症的诊断与治疗，全面又详细。更引人注目的是后半部分的内容，介绍了我国古代的宽心术等内容，通俗易懂，可以借鉴。应该说，做一名精神科医师并不容易，要求了解的知识很多，需要涉猎的常识范围很广。这是由精神科的特点决定的，因为人的心理现象太复杂了，精神问题千奇百怪、五花八门，可谓无奇不有，我们在应对这些问题时，需要有更多的知识做支撑。要做到这一点，主要途径就是多读书，尤其要熟悉与精神科密切相关的知识，《破茧而出：走出抑郁》一书就是很好的参考资料。

我读此书获益匪浅，借此机会祝愿老一辈精神医学专家们身体健康，希望他们能继续关心和支持浙江省的精神卫生事业。希望李文奇老院长的这本新作在防治抑郁症、促进大众心理健康的漫漫长路上发挥应有的作用。

浙江省医学会精神科分会主任委员

于恩彦教授

2017 年 5 月 25 日

序　二

值得推荐和学习的一本书

　　我国著名精神医学临床和医院管理专家李文奇先生所著的《破茧而出：走出抑郁》一书终于和大家见面了。我深深感到这是李文奇主任医师依据现代心理精神医学科学理念与我国传统医学古籍中"以心治疗"的禅学宽心之道，结合其50余年丰富临床经验的完善和总结，是一本值得向全国同道及关注抑郁症的朋友们推荐的好书。

　　我有幸在1980年10月—1981年2月，因参加由我国精神医学泰斗沈渔邨院士、娄焕明教授主办的"全国精神医学研讨班（四平）"与李文奇先生相识。当时每省派出1~2名有较高临床业务能力的主治医师（全国共35人）集中学习精神医学新进展，并计划筹备开展统一要求的精神疾病流行病学调查，为进一步推动全国精神医学的发展创造条件。在研讨班开学的第一天，由于李文奇先生当时在国内精神医学界有很高的声誉和很大的影响，因此全体人员一致推举他为研讨班班长。在3个多月的学习过程中，李文奇带领大家认真听课、积极讨论，促进大家了解精神医学的新进展，提高

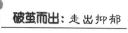

专业水平。

李文奇先生从 1958 年 10 月起就在金华市第二医院（原金华地区精神病院）从事临床工作；1979 年起，先后担任金华市第二医院业务副院长、院长之职。在任职期间，他团结全院职工一起努力，在医院管理、医疗护理、科研防治等多方面取得了很好的成绩，为金华市第二医院的发展建设贡献了力量。李文奇先生长期以来不放松对临床和科研的追求，撰写专业论文 20 余篇，刊登在有关专业杂志上，同时在全国专业学术会议上进行交流，得到了全国同道的高度评价。他也非常关心兄弟省市精神卫生事业的发展，毫无保留地将他在工作中的经验和教训传授给各地同道，促进了我们的精神卫生事业共同进步。

李文奇先生自 1997 年退休后，仍不忘受疾病折磨的广大患者，一直坚持在精神心理科专家门诊接诊，接诊已达 2.5 万多人次，其中抑郁障碍患者占 54.0%。这类患者多数病情较重，易反复发作，甚至可能因病情严重而自杀。经李文奇先生的精心治疗，大部分患者得到了康复或病情明显缓解，他被患者誉为"神医"。

李文奇先生奉献给大家的《破茧而出：走出抑郁》一书，是我国该类书中独具特色的一本既通俗易懂又有可靠治疗方法的专业书。他对严重危害人类健康又很常见的抑郁症进行了深入浅出的系统回顾，综合国内分类诊断、最先进的研究成果，结合他 50 多年的从医经历，做出了令人信服的阐述和介绍，相信广大读者一定会有很大的收获。

李文奇先生已 80 多岁高龄，近年来也身患过重病，但他始终乐观、开朗地笑对人生，充满活力，全心全意为广大精神心理障碍患者努力服务。借此祝李文奇先生健康长寿、万事如意。

全国精神卫生交流协作组（会）组长
苏州市广济医院陈一鸣教授
2017 年 5 月 28 日

前　言

　　《破茧而出：走出抑郁》一书的编写遵循为广大患者服务的原则，满足患者和群众想要正确认识抑郁症及如何掌握科学治疗抑郁症的方法的需求。在撰写过程中结合国情，以严谨的科学性、简明的科普性为原则来加以阐述。抑郁症的诊断、分类标准采用ICD-10精神与行为障碍分类和临床描述与诊断要点，注重与国际接轨，便于精神科临床医生学习、操作。在编撰过程中，既遵循目前对抑郁症的科学诊断、分类和治疗的规范性，又考虑科普性，并选编了我国历代医家先贤追求"宽心术"哲学观的内容，从我国的民俗宗教和传统文化角度探索心理治疗方法，提倡"医病医心""用佛疗心""以心疗心"的心灵疗法。以此，为纾解现代人的心理困惑，追求心灵安顿，塑造和维护心理健康做些贡献，并倡议我国政府对抑郁症防治多加支持和关注。

　　抑郁症是常见的疾病之一。随着社会变革和发展的日新月异，尤其在当前经济转型期，工作压力、环境污染和缺乏锻炼，已成为危害人们身心健康的三大主要因素。不少人处于亚健康状态，出现了许多压力症候群，如头痛、焦虑、抑郁、心慌、沉重、失眠、皱眉、厌食、疲乏等。压力的杀伤力与

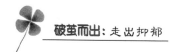

压力的持续时间及症状有关。压力若长期得不到纾解，就会像恶魔一般一再地侵扰心灵，久而久之，可能导致人产生各种心理疾病，如抑郁症等。虽然抑郁症的病因很复杂，但压力过大并长期得不到排解，无疑是其中一项重要的因素。

白领阶层易得抑郁症，本书对此有讨论。全国抑郁症研究协会组秘书长、首都医科大学附属北京安定医院王刚曾经说过，导致抑郁症发病的外界压力经常是慢性的、持续的、不可预见的。这与我们很多白领的工作状态非常类似。北京地区一项抑郁症调查研究显示，从未就医的抑郁症患者比例高达 62.8%；患者在发病之初，对自己"是否了解现在处于疾病（抑郁症）状态"不清楚的占 70.0% 以上；认为是思想问题的占 10.3%；能够认识到可能得了抑郁症的比例还不到 10.0%。很多人即使出现失眠、厌食、胃痛、无故乏力等躯体反应，也不会有意识地去寻找问题的根源，而这恰恰是常见的抑郁症躯体化障碍的临床表现。

抑郁症"潜在性"的杀伤力是巨大的。抑郁症患者严重时可能自杀。目前，我国自杀率较高，而抑郁症是"头号杀手"，这已成为一个严重的社会民生问题。因此，唤起群众的防治意识是当务之急。

对抑郁症的药物治疗，我们经过了大量的临床实践。经验证明，抗抑郁症药物的治疗总有效率为 60.0% 左右，尚有 40.0% ~ 50.0% 的患者经药物治疗后，疗效甚微或无效，这个问题至今未能被破解。回顾心理治疗史，弗洛伊德是第一个提出"潜能论"的学者，他把人的内心深处区分成"潜意识"

与"意识"两部分，每个人表现在外的能力，充其量只有1%，最多不过10%，余下的90%～99%，还是"黑箱"。我们对于身体能知的远远小于未知的，它不可能用数字来量化。截至目前，心灵还是身体里的"神秘禁地"，仍值得后人研究和探索。

戴班克医师曾经说过，他希望做到身心并治，50%是心灵，50%是药物。他相信每个身体困扰者，或多或少会有心灵方面的困窘。

卡巴金推崇打坐、瑜伽、坐禅、开悟等东方的心灵观点。他认为打坐是一种人人能做的活动，只要设法进入那种很深的放松状态，就能触碰到问题的核心，治疗不安宁的心灵。

以上名家的治疗观点均属心灵治疗的范畴。心灵疗法在我国称得上是古老的心灵医学，它们以文化、宗教、命相、风水、紫微、星座等方式呈现，常常隐藏在各种仪式里，利用沉静内心的方式来求取心中平衡，达到心灵治疗的目的。

笔者，从事精神科医学临床工作已有50多年，具有丰富的临床诊疗经验和科研能力。自1997年退休后，仍然坚持在精神专科门诊接诊，接诊已达2.5万多人次，其中54.0%为抑郁障碍患者。笔者在临床实践中体会到，抑郁障碍的杀伤力是"潜在性""长期性""多面性"的，它严重影响患者的身心健康，影响他们的学习、工作及社交，同时影响家庭和谐。有的患者甚至出现厌世情绪，严重者可能会自杀。因此，笔者立志在退休后，利用10年或更长时间撰写一部既通俗易懂又符合现代科学且能帮助大家正确认识和科

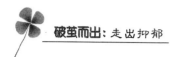

学治疗抑郁症的著作。在撰写过程中，立足我国国情，既利用现代化科技手段，开展对抑郁症的诊断、分类、合理选药、规范性治疗，又注重从我国民俗、宗教、传统文化角度去探索以心理治疗为原则的本土方式的宽心术，以达到"医病医心""用佛疗心"和"以心疗心"的效果，为纾解现代人的心理困惑，追求心灵安宁，维护和塑造心理健康状态提供有益的帮助。

于是，笔者利用十几年来不断学习、收集、累积国内外不同历史阶段有关抑郁症治疗的研究文献资料，结合笔者50多年的临床实践经验，撰写成本书。因此，本书可说是笔者一生辛勤耕作的结晶。本书后半部分内容试图帮助现代人寻找一帖身心安顿的心灵处方，希望留给人们一本化解压力的解忧宽心书。

本书追求科学性与普及性相结合，因此在内容编排中难免有重叠，加之水平有限，错误与不妥之处在所难免。欢迎读者提出宝贵意见或提供补充资料，以便本书及时修正、更新内容，使之成为一本更实用的参考书。

笔者撰写于浙江省金华市第二医院

2017 年 5 月 15 日

目　录

第一章

关于抑郁症

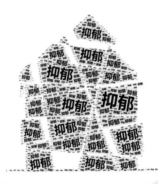

第一节　名称的由来

抑郁障碍（depressive disorders），也称为抑郁症（depression）。这是一类以发作性的持续性心境（或情绪）低落为主要表现的心理障碍。

人类认识抑郁症已有很长历史。早在公元前 8 世纪就有了对抑郁的经典描述。公元前 4 世纪，希波克拉底在著作中使用了"忧郁（melancholy）"一词。到 19 世纪中叶，将以不同程度的悲观、沮丧为特征的临床综合征称为忧郁症（melancholia）。同时期，有法国医生观察到，忧郁状态和躁狂状态可在同一位患者身上反复交替出现。后来，德国医生也证实了法国医生的观察。由此提出，抑郁症[①]和躁狂症不是两个独立的疾病，而是同一个疾病的两个阶段。1896 年，克雷丕林把抑郁症和躁狂症合二为一，划为一个疾病分类学单元，命名为躁狂抑郁性精神病或躁狂忧郁症。后来，该分类观点被临床广泛接受，沿用了半个多世纪。由于抑郁主要表现在情感或情绪的低落上，而躁狂主要表现在情感或情绪的高涨上，因此，躁狂忧郁症又可称为情感性精神病或情感障碍，也可称为心境障碍。

---

① 对于"忧郁"与"抑郁"的关系含义，目前尚无权威性的理解。在本书中，可将忧郁与抑郁互为通用。——作者按

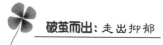

　　到了 19 世纪 50 年代，Leonhard 将躁狂忧郁症分为两类：既有躁狂发作又有抑郁发作者为双相情感障碍；只有躁狂发作或抑郁发作而无相反一极发作者为单相情感障碍。只出现抑郁发作者，为单相抑郁障碍；只出现躁狂发作者，为单相躁狂。实际上，只有单一躁狂发作者在临床上十分少见。因为躁狂发作者多伴有抑郁发作。临床上更常见的是抑郁发作，而且抑郁发作更难被人们所识别。

第二节 临床症状

抑郁症有哪些临床表现，这是广大患者最想知晓的问题。在现实生活中，每个人都可能遭受这样或那样的打击、挫折或失败。例如，我们梦寐以求的东西再也不存在了，我们最心爱的人再也不能回到我们身边，因失恋而忧伤，因人际关系不和谐或高考落榜而精神萎靡，因无法适应快节奏的工作，心理压力超负荷而垂头丧气等，由此产生紧张、焦虑、抑郁、悲观的心态。

在悲观心态作用下，人对环境往往难以形成正确的看法，悲观者实际上是以自己悲观消极的心态去看待世界，看待人，看待事件，对未来和生活往往持有一种悲观的迷茫心理。对自己的过去，无论是否曾经一度辉煌，都一概加以否定，心理上充满了自责与痛苦，常有说不完的遗憾。对未来缺乏信心，一片迷茫，认为自己一无是处，自我价值认同感下降，认为自己什么事情都做不好，认知上否定自己的优势，无限放大自己的缺陷，对自己的心理定位常持否定态度，不能正确接纳自己。内心长期处于失衡与迷失状态中，人生体味中只有痛苦、受挫感、失败感和无助感，久而久之，就产生抑郁不安、心理失调等心理问题。

患者以抑郁悲观的心态看世界，感到的总是秋风梧桐落叶时的萧瑟，再也寻找不到"蓝天白云、阳光灿烂、春暖花开时的翡

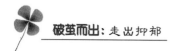

翠春意"。患者往往怨天尤人，自暴自弃，容易选择自残或消极方式对待生活，容易陷入不可自拔的状态，有的最终选择自杀来解脱。

抑郁症常见临床症状罗列如下。

1. 情绪低落

患者几乎每天大多数时间里都感到情绪低落，处于闷闷不乐的状态，对任何事情提不起兴趣，为此感到苦恼和痛苦，影响工作和学习。

2. 兴趣减退或丧失

患者几乎每天大多数时间里感到兴趣明显减退或完全丧失，对以前很喜欢的活动不再欢喜，对原来爱好的活动失去了兴趣。患者会说："对工作、生活等任何事情都觉得无所谓。"患者对任何事物都提不起兴趣或者体会不到乐趣。

3. 食欲下降和体重减轻

患者食欲明显减退，进食明显减少。进食时，感到如同嚼蜡，体重明显减轻且找不到原因。

4. 睡眠障碍

患者有睡眠障碍，却找不到原因，失眠，上床后入睡困难，睡后梦多、易惊醒，严重时甚至通宵不眠，早醒。其中，早醒较有特征性，往往在凌晨4点前就醒。多数患者因失眠前来就诊，主要要求帮助解决失眠的痛苦。不少患者不会主动自诉其情绪低落，往往在心理医师追问启示下，才会诉说情绪低落、兴趣减退等临床症状；也不知失眠是抑郁症的临床常见症状之一。

5. 精力下降，无故乏力

患者自感没有做重体力工作，但总感精力持续减退，没原因的乏力。有的患者去医院检查也找不到引起精力减退和疲乏的原因。

6. 自我价值认同感下降，存在有罪感

患者常感到自己没有价值，没有自信，没有能力，什么事情都做不了。有的认为自己一无是处，一切不如意，前途暗淡，没有希望；有的感到一切已无可挽回，谁也帮不了自己，内心存在无望、无助和有罪感。

7. 感到生活没有意义

患者常唉声叹气，感到生活没有意义，常说"活着没有意思""没有希望""活着等于受罪""生不如死"之类的话，出现厌世观念，甚至出现自残、自杀行为。

8. 注意力不能集中，尤其不能持久集中

患者常感到集中注意的能力下降，这是抑郁症患者的一个常见症状。注意力难以集中，常影响工作、学习，尤其影响需要高度集中注意力的工作。如原来学习成绩优异的学生，突然成绩下降，注意力严重涣散，甚至不能与人进行有效的交流。很多患者因为注意力不能集中而感到苦恼。

9. 思维能力和记忆能力下降

抑郁症患者常感到自己的思维能力降低，思维速度变慢，启动思维、组织思维和记忆都感到困难。因注意力发生障碍后，影响记忆，出现假性的记忆减退。有的患者感到控制不住要回忆或沉思默想同一个问题，尤其是回忆一些不愉快的往事，这被称为思维反刍。患者常说无法控制地想一些乱七八糟的生活小事，常用"胡思乱想"来描述自己的思维无法克制的状态。

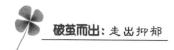

10. 遇事决断能力降低

抑郁症患者面临问题，常常显得犹豫不决，不但对重要的问题难以做出决断，而且对一些生活小事（如上街购物、穿着）也难以做出决定。这一症状表面上反映了患者决断能力降低，但实际上反映了患者自信和思维能力降低。

11. 精神运动活动改变

抑郁症患者可出现精神运动性迟钝或精神运动性激越。患者有时感到思维缓慢，想象力减退，做任何运动都费力，总感到做任何事都有一种阻力感。其表现为行动缓慢，言语减少，说话迟缓而犹豫，显得有气无力。严重者可出现运动不能，可达到亚木僵或木僵状态，表现出不语、不动、不吃及违拗等行为，这叫迟钝性抑郁。有些患者在抑郁发作时伴有明显的焦虑、运动不安，不能安静下来，或不停地来回踱步，或不停地变换体位，或做一些小动作（如抓头发、拉扯衣服、拍打自己的脸等），这叫激越性抑郁状态。

12. 躯体症状或躯体化障碍

抑郁症患者常有诸多躯体症状，如精力缺乏、睡眠障碍、食欲降低、体重下降，此外还有关于躯体各系统的症状。

（1）消化道症状，如恶心、呕吐、呃逆、吞气、腹痛及腹泻与便秘交替出现等。

（2）心血管系统症状，如头晕、心悸、心慌、心前区闭闷不适等。其中，心前区闭闷不适为最常见症状之一。

（3）疼痛症状，如头痛、肩背痛、胸前区痛、关节或四肢疼痛等。

（4）呼吸系统症状，如胸闷、气喘、呼吸不畅快等。

（5）生殖系统症状，最多见的是性欲减退甚至缺乏，男性可有早泄、阳痿，女性可有性高潮缺乏，严重时可闭经。对性方面的问题，患者很少主动告诉医生，甚至被问及也羞于正面回答。

抑郁发作的患者常因为躯体症状而感到苦恼，并认为自己得的是躯体疾病，反复辗转去综合医院就诊，并进行相应的各种检查，然而检查结果又不能证实患者有躯体疾病。这种现象在心理疾病中被称为躯体化障碍。

13. 精神病性症状

抑郁症发作严重时可出现幻觉和妄想。但这种幻觉及妄想，与精神分裂症中的幻觉、妄想不同，其幻觉、妄想内容与患者的抑郁心境一致，是可以理解的，且持续时间不长，这种状态甚至是不稳定的。同时，患者对幻觉和妄想采取非对立性态度，而且愿意接受幻觉和妄想内容。出现幻觉和妄想的抑郁症发作被称为有精神病性特征的抑郁发作，即精神病性抑郁症；相反地，没有幻觉和妄想的抑郁症发作即为非精神病性抑郁症。

第三节　临床分类

曾经较长一段时期，抑郁障碍的分类无国际统一标准，国内外各有分类标准，由于标准不同，所以分类标准间存在一定的差异性。近年来，国际统一标准为 ICD–10。

本节将惯用分类方法叙述如下。

一、根据发作时出现的症状来分类

（一）常见症状的抑郁症分类

1. 原发性和继发性抑郁症分类法

病因是疾病分类的一个重要依据，由于抑郁症的病因目前尚未完全清楚，因此给抑郁症的分类造成困难，仅把无明显原因的抑郁症称为原发性抑郁症，把继发于物质（成瘾或滥用药物和有毒物质）或躯体疾病诱发的抑郁症称为继发性抑郁症。

2. 单相抑郁症和双相抑郁症分类法

只有抑郁发作，但无躁狂发作，称为单相抑郁症；既有抑郁发作，又有躁狂发作，称为双相抑郁症。

3. 轻性抑郁症和重性抑郁症分类法

抑郁发作两天以上但不足两周的，称为短暂抑郁发作；抑郁发作两周或两周以上的，称为抑郁症。

根据抑郁发作症状严重程度不一，又可分轻性抑郁症和重性抑郁症。临床上可利用抑郁症自测量表，通过程序测定，按公式换算出指数，来判断抑郁发作程度。最常用的抑郁自测量表是 Zung 氏抑郁自测量表（SDS）。

（1）指数在 0.50 ~ 0.59 的为轻症状者，称为轻性抑郁症。

（2）指数在 0.70 以上的为重症状者，称为重性抑郁症。

4. 重性抑郁症分类

发作次数两次或两次以上的，称为复发性重性抑郁症；而终生只发作 1 次的称为单次发作重性抑郁症。

各种抑郁症（抑郁障碍）都可在上述惯用分类中找到相应的类别。

（二）特殊症状的重性抑郁症分类

除上述分类方法外，还根据抑郁患者在抑郁发作时出现的一些特殊症状，给予相应的另外诊断名称，有如下 6 种命名。

（1）忧郁：目前或最近 1 次重性抑郁发作的症状有忧郁特征。有的研究者认为，"忧郁"（melancholia）是一种比"抑郁"更重的情绪低落状态。不过，也有的研究者将重性"忧郁"与"抑郁"交换使用。

（2）精神病性抑郁症：目前或最近 1 次重性抑郁发作时有精神病性症状，如有幻觉、妄想。有妄想者又可称为妄想性抑郁症。

（3）紧张性抑郁症：目前或最近 1 次重性抑郁发作时有紧张症状，以亚木僵或木僵为主要表现，又称木僵性抑郁症。

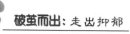

（4）非典型抑郁症：一种残留型，有抑郁症状，而不能诊断有重性或其他特定的情感障碍或适应障碍。如在残留型精神分裂的患者中，有明显而持久的充分抑郁综合征发作而发作时并不会激活精神病性症状；符合恶劣心境障碍标准，但有数月以上的正常心境作为间隔期；有暂短抑郁发作，但不符合重性情感障碍标准，并非明显的心理社会紧张刺激的反应，因此不能归于适应障碍。

（5）心境恶劣障碍（或抑郁性神经官能症）：患者在过去两年内（儿童或少年为1年），大部分或全部时间为抑郁综合征的特征性症状所困扰，而严重程度和持续时间还不足以符合重性抑郁症的标准；抑郁综合征的表现可相对持久，或者可有数天至数周的正常心境所隔开，但1次不至于相隔数月以上；有抑郁，或突出的抑郁心境（如沮丧、灰心、垂头丧气、情绪低落），或对全部和几乎全部日常生活及娱乐丧失兴趣等。

（6）双重抑郁症：叠加在恶劣心境障碍上的重性抑郁发作。

二、根据抑郁发作的特殊时期来分类

有些可根据抑郁发作于1年的某一季节或者某特殊时期而给予相应的诊断名称。

（1）季节性抑郁症：抑郁发作有规律地发生于1年的某一时间段，如有规律地发生在秋季或冬季，分别称为秋季抑郁症或冬季抑郁症。

（2）产后抑郁症：抑郁发作于分娩后1个月之内。

（3）儿童或少年期抑郁症：抑郁发作于儿童期或少年期。

（4）更年期抑郁症：抑郁发作于更年期。

（5）老年期抑郁症：抑郁发作于老年期。

（6）精神分裂症后抑郁症：抑郁发作于精神分裂症的残留期。

第四节 病 因

抑郁症（抑郁障碍）的病因至今尚未完全清楚。一般认为抑郁症与遗传因素有关；心理社会因素可能起着诱发或促发作用；生物学因素，如神经递质、多巴胺（DA）、去甲肾上腺素（NE 或 NA）、肾上腺素（A）和 5- 羟色胺（5-HT）等神经内分泌素可能在抑郁障碍的发病中起着重要的中介作用；很多躯体疾病，尤其是中枢神经系统疾病，以及很多物质（包括成瘾物质、药物和有毒物质等）也可以引起抑郁障碍。这些抑郁障碍是躯体疾病或物质的直接生理效应产生的结果，称为继发性抑郁症。

一、遗传因素

经多项研究证实，遗传因素在抑郁障碍的发病中有着重要影响，在双相障碍（躁狂抑郁症）发病中的影响尤为明显。

1. 家系调查

很多研究结果表明，抑郁障碍患者的亲属发生抑郁障碍的患病率显著高于正常对照组，而且血缘关系越亲密，患病率越高。Weissman 和 Gerhon 对两批大宗家系调查发现，单相抑郁障碍先证者的亲属发生抑郁障碍的患病率为 17.5%，较健康对照组（5.9%）高。这些资料有助于阐明遗传因素对抑郁障碍的影响。

2. 双生子研究

Bertelsen 在 1979 年报告了双相障碍的同卵双生子同病率为 67.0%，异卵双生子为 20.0%。嗣后的报告中提出了，单相抑郁障碍的同卵双生子的同病率为 54.0%。这些研究表明，遗传因素对双相障碍发病的影响比对单相抑郁障碍的更大。然而，对于双相障碍，还有约 30.0% 的双生子没有同病。这表明，环境因素也还有一定的重要作用。

3. 寄养子研究

Adoret 在 1978 年报告了，生身父母为抑郁障碍患者的 8 个孩子，在寄养后有 3 例患抑郁障碍；而生身父母无抑郁障碍的 118 个孩子，在寄养后仅有 8 例患抑郁障碍。此资料说明，患有抑郁障碍的生身父母的子女寄养后患抑郁障碍的概率远大于无抑郁障碍生身父母子女寄养后患抑郁障碍的概率。

4. 连锁研究和分子遗传学的研究

目前研究的证据表明，约 1/3 双相障碍与 X 染色体连锁，即与 X 染色体有关。虽然对双相障碍进行了广泛的分子遗传学研究，但尚未肯定与发病有关的基因。现有证据表明，13 号和 22 号染色体长臂上有双相障碍的感受性位点。可以肯定，遗传因素对抑郁障碍的发病有重要影响，可能不是直接遗传了致病基因，而是遗传了多个与抑郁障碍相关的基因或易感素质。

二、心理社会因素

心理障碍或精神障碍，往往被认为是由心理社会因素（即精

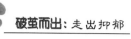

神刺激）引起的。这种看法虽然不完全正确，但是"精神刺激"确实在很多精神障碍的发病中起着诱发或促发作用，同样在抑郁障碍的发病中也常常起着诱发或促发作用。

1. 生活事件和持续困境

生活中的重大变故被称为生活事件。长期不能摆脱的困难处境被称为持续困境。

Paykel 报告，在最近 6 个月有重大生活事件者，比没有重大生活事件者的抑郁障碍的发病风险高 6 倍，自杀危险高 7 倍。并且报告发现，70.0% 的抑郁障碍患者经历过某种生活事件。亦有资料说，42.0% 的丧偶者在配偶死亡后一个月内，情绪低落，符合抑郁障碍的诊断标准。

这表明，生活事件对抑郁障碍的发病有着重要影响。还有资料证明，生活事件可影响抑郁障碍的病程和预后，使病情慢性化，可使症状复现或复发。

2. 亲子分离和幼年丧亲

由于幼年失去父母，影响了个体的心理自尊，这些个体在成年期有发生抑郁障碍的可能性。有些研究者认为，童年期母爱被剥夺者，成年后易发生抑郁障碍。11 岁前丧亲的个体，在成年后发生抑郁障碍的风险增加，但是未得到更多研究资料的证实。

3. 儿童期性虐待

有证据表明，儿童期遭受性虐待的女性患抑郁障碍和其他精神病性障碍的风险增加。

4. 人际关系

缺乏亲密感可增加抑郁症的发病风险；而良好的亲友关系，

对于遭受不幸的女性，有减少抑郁症发作的作用。相比于与亲友关系良好的人，冷淡和对任何事件漠不关心的人经受生活事件时发生抑郁障碍的风险要高3倍。相互依赖的亲友关系有预防抑郁症复发的作用。社会支持有利于减轻负性生活事件的影响，降低抑郁症发作的风险。

5. 抑郁人格和神经质

具有抑郁人格和神经质、情绪不稳定及依赖性高的人，抑郁症发作的概率更高。

6. 其他

（1）离婚或分居者，患抑郁障碍的风险增加2倍。

（2）对于女性，若维持不满意的婚姻，容易患抑郁障碍。

（3）原有亲密关系的配偶，在关系破裂后，无论男方还是女方，患抑郁障碍的风险增加5倍。

（4）失业者由于经济收入影响了自尊和社会支持系统，抑郁发作的风险增加了3倍。

心理社会因素在抑郁障碍的发病中有重要影响，至少是促发作用，或者有可能是刺激了抑郁障碍相关基因的表达。

三、生物因素

现有的资料表明，生物因素对抑郁障碍的发病中可能有重要影响。抑郁障碍患者可能存在神经递质和神经内分泌异常。人的情绪是由大脑调节的，人脑有1万亿个脑细胞，其中有1000亿个活跃的神经细胞组成了一个极为复杂的神经网络系统。在这网络

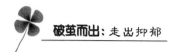

中，不同功能的神经细胞构成不同的神经环路，不同的神经环路可能与不同的心理活动调控有关，如边缘系统参与情绪调控，这是为广大研究者所共识的。

在神经网络系统中，神经细胞之间的信息传递是通过神经递质和受体来完成的。两个神经细胞之间形成突触（synapse），它由突触前膜、突触后膜和突触间隙（synaptic cleft）构成。突触是两个神经细胞之间信息交换的部位，前一个神经细胞兴奋时，由突触前膜释放神经递质到突触间隙，并通过突触间隙作用于突触后膜上的受体（受体是位于神经细胞膜上的蛋白质结构），通过受体的传导机制启动后细胞发生生化反应而产生效应。神经递质和受体在神经细胞之间的信息传递中起着十分重要的作用。

大脑内有各种各样的神经递质，人体中已经证实具有神经递质作用的物质有 50 余种，主要分为三大类，即生物胺类、氨基酸类及神经肽类。其中研究得最充分的是生物胺类，包括多巴胺、去甲肾上腺素、肾上腺素、5-羟色胺（5-HT）、乙酰胆碱（ACh）及组胺。人脑中约有 5%～10% 的神经细胞能释放生物胺类神经递质，参与调节运动、感觉、行为、觉醒、睡眠、注意力、情绪和自主神经功能活动。

早在 20 世纪 50 年代，在临床上利用利血平治疗高血压时，就发现很多患者出现严重的抑郁情绪。后经研究表明，利血平可以耗竭儿茶酚胺和 5-HT。由此推测，抑郁发作，可能与单胺类神经递质传递减少有关。从而提出了抑郁发作可能是由于突触间隙可利用的 NA 和 5-HT 缺乏引起神经递质减少的理论。虽然经广泛研究未能肯定地证明抑郁障碍患者大脑中有单胺类神经递质或受体的异常，但各种抗抑郁药的作用机制支持这一观点。例如，三环类抗抑郁药（TCA）、单胺氧化酶抑制剂（MAOI）和选择性5-HT再摄取抑制剂（SSRI）对抑郁症都有一定的疗效，它们的药理作用都有相似之处。

TCA通过阻滞5-HT和NA的回收（或称为重摄取），使突触间隙可利用的5-HT和NA浓度增加，从而增强5-HT和NA能神经传递，起到抗抑郁的临床效应。

SSRI主要高度选择阻滞5-HT重摄取（移回吸收），使突触间隙可利用的5-HT浓度增加，从而增强5-HT能神经传递，达到明显的抗抑郁效果。SSRI对治疗抑郁障碍有效，这点能更有效支持5-HT在抑郁障碍的发病后起重要作用的观点，而选择性抑制NA重摄取的瑞波西汀也有同样的抗抑郁效应，又说明NA在抑郁障碍的发病中也起重要作用。

下面摘要介绍几种与精神活动关系较密切的神经递质，借以进一步说明生物因素的作用。

1. 多巴胺（DA）

合成多巴胺的前体物质是酪氨酸。酪氨酸被摄入神经细胞后，在酪氨酸羟化酶的作用下，先转变为多巴，再经多巴脱羧酶的作用转变为多巴胺，并被摄入囊泡中贮存备用。利血平可以干扰该摄取与贮存过程。当多巴胺能神经细胞受刺激时，多巴胺被释放到突触间隙，便与突触后膜的多巴胺受体相结合，多巴胺受体至少有 D_1、D_2 两类。用剩的及用过的多巴胺可被突触前细胞回收。苯丙胺的主要作用之一便是阻滞多巴胺的回收。多巴胺在脑内的主要功能是参与调节强化机制，调节认知、情感及运动。

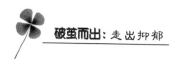

2. 去甲肾上腺素（NE 或 NA）

多巴胺经过多巴胺 – β 羟化酶的作用，便变为 NE。因此，NE 的前体物质也是酪氨酸。NE 合成后便贮存在突触囊泡中备用，利血平也可以阻滞这一摄入与贮存过程，NE 受体可分为 α_1、α_2、β_1 及 β_2 等类型。α_1 受体是突触后受体，α_2 受体主要是突触前受体；β_1 及 β_2 受体主要是突触后受体，但也可能存在于突触前。NE 的降解步骤与多巴胺类似，其在中枢神经系统中的主要代谢产物为 3– 甲氧基 –4– 羟基苯乙醇。脑内 NE 能使神经细胞主要分布在脑桥的兰斑脑干网状结构中，也有较零散地分布，它们的轴突投射到大脑皮质、边缘系统、丘脑及下丘脑。

研究表明，中枢神经系统中的 NE 对情绪调节、觉醒及注意功能和 REM 睡眠的调节等有重要作用。

三环抗抑郁药（TCA），阻滞 NE 的回收；单胺氧化酶抑制剂（MAOI），则阻断 NE 的降解。两者都能提高突触间隙中的 NE 浓度。有研究认为，这就是这些药物抗抑郁的药效机制。TCA 与 MAOI 还可以阻滞 α_1 受体，从而引起镇静及体位性低血压的副作用。

3. 5– 羟色胺（5–HT）

合成 5–HT 的前体物质是色氨酸。在神经细胞内，色氨酸经过色氨酸羟化酶的催化转变为 5– 羟色氨酸，后者再经 5– 羟色氨酸脱羟酶的作用而转变成 5–HT，合成后的 5–HT 被摄入突触囊泡贮存备用。利血平可阻滞这一摄入及贮存过程。

5–HT 受体家族庞大，目前克隆出 14 种 5–HT 受体亚型，如 5–HT1、5–HT2 及 5–HT3 三组。各组又包括一些亚型，如 5–HT1B、5–HT1D、5–HT1E、5–HT1F、5–HT2A、5–HT2B、5–

HT2C、5–HT3、5–HT4、5–HT5A、5–HT5B、5–HT6、5–HT7，这些亚型各有其不同的分布功能。5–HT 的降解酶为单胺氧化酶，代谢产物为 5- 羟吲哚醋酸。

脑内 5–HT 神经细胞主要位于脑桥上段及中脑，包括中缝核、蓝斑尾段、终区及脚间区。从这些神经细胞发动的纤维投射到基底节、边缘系统及大脑皮质，也向下投射到脊髓以调节痛觉传导。

5–HT 与睡眠、食欲、情绪调节、焦虑及暴力的发生都有关系。三环抗抑郁药（TCA）可阻断 5–HT 的回收。近年来，新一代抗抑郁药，如氟西汀（fluoxetine）、帕罗西汀（paroxetine）、舍曲林（sertraline）、西酞普兰（citalopram）、氟伏沙明（fluvoxamine），都有高度选择性阻滞 5–HT 回收的功能，从而达到抗抑郁的显著疗效。

4. 乙酰胆碱

胆碱和乙酰辅酶 A 在胆碱能神经细胞的轴突末梢胆碱乙酰化酶的催化下合成乙酰胆碱（ACh），并贮存在突触囊泡中备用。在神经冲动的作用下，ACh 被释放入突触间隙并与突触后有关受体结合。剩下的 ACh 经胆碱酯酶的作用而分解成胆碱，其与乙酸胆碱被回收到突触前细胞，为再次合成 ACh 而用。胆碱能受体有两类，即毒碱型（M 型）受体和烟碱型（N 型）受体。毒碱型又可分为 M1 与 M2 型。

在中枢神经系统中，M 型受体主要分布在大脑皮质、边缘系统及丘脑，N 型受体主要分布在脊髓。人脑中的 ACh 与认知功能有关。此外，ACh 还与情感障碍、睡眠障碍及某些运动障碍的发生有关。

阿尔茨海默病发病时，Meynert 基底核胆碱能神经细胞变性。

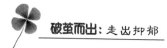

因此，一般认为人脑中的 ACh 与认知功能有关。所以临床上给阿尔茨海默患者使用胆碱能激动剂或胆碱酯酶抑制剂，均能收到缓解症状的良好效果。目前，治疗阿尔茨海默病的首选药物是乙酰胆碱酶抑制剂，如石杉碱甲（哈伯因）、塔克林等。

5. γ-氨基丁酸（γ-氨酪酸）（GABA）

氨基酸是合成 GABA 的前体，它经过谷氨酸脱羧酶的作用后形成 GABA。而 GABA 的转氨酶则是降解 GABA 的催化物酶。GABA 受体分两类，即 GABAA 受体与 GABAB 受体。GABAA 受体只存在于突触后，实际上是由 GABA 受体、苯二氮䓬结合点及氯离子通道组成的复合体。当苯二氮䓬类药物与苯二氮䓬结合点结合时，便会提高 GABA 受体的亲和力。

人脑中已查明的 GABA 能长束有两条，即由纹状体 GABA 能神经细胞发出，投射到黑质的纤维，由小脑浦肯野细胞发出的传出纤维。此外，大脑皮质、下丘脑下部及小脑也有一些起短途联系作用的 GABA 能神经细胞。由于苯二氮䓬类药物能有效地治疗焦虑，因此推测焦虑的 GABA 活性不足，这可能是焦虑的分子学基础。又由于一些抗癫痫药能增加 GABA 的活性，因此推测癫痫的病理生理改变也与 GABA 活性不足有关。此外，遗传性舞蹈病、阿尔茨海默病、迟发性运动障碍等在病理生理上也可能与 GABA 功能失调有关。由于外源性 GABA 不能通过血脑屏障，因此不论口服或注射 GABA，实际上都没有精神药效作用。

四、器质性疾病因素

很多躯体疾病，尤其是中枢神经变性疾病、脑血管疾病和内分泌疾病等，都可以引起心境低落、情绪抑郁、睡眠障碍、记忆减退、注意障碍等。它们引起抑郁发作的原因及机制，迄今还不是十分清楚，可能与这些疾病引起的生理、生化效应有关。

目前还发现有很多物质，包括成瘾物质（如酒精、苯丙胺，及相关物质可卡因等），某些药物（如抗高血压药、抗帕金森药、心血管药、抗精神病药、口服避孕药、类固醇类药等），有毒金属以及有机磷杀虫剂等，对机体尤其是对大脑有直接影响，也可以引起心境低落，但其机制还不明确，可能与生理、生化效应有关。

有关器质性疾病与精神障碍相关的例子如下所示。

1. 卒中后精神障碍

卒中后精神障碍通常指在多次卒中包括脑血栓形成、脑出血、脑栓塞等后迅速发生的精神障碍。其临床症状多种多样，如认知功能缺损，严重的可导致痴呆，有的可产生器质性人格改变，有的可产生抑郁症。卒中幸存者常可发生抑郁症。据 Starkstein 在 1988 年调查所得，约 50% 的住院患者和约 30% 的门诊患者有抑郁等症状。其原因可能有三个方面：①对卒中产生的心理反应；②卒中诱发内源性抑郁；③卒中脑损伤的直接作用。

有人提出，卒中发生后 6 个月至 2 年是抑郁发生的高峰期。近年来，一些研究者注意到卒中后抑郁发作可能与脑损伤的直接作用有关。梗死的部位与抑郁发作也有一定关系，如左半球卒中比右半球卒中或脑干卒中更易发生抑郁。

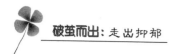

2. 恶性肿瘤患者伴发抑郁

关于恶性肿瘤患者伴发抑郁已有很多报告，Whitlock 在 1978 年报告有 70.0%～80.0% 的恶性肿瘤患者有抑郁症，其中 6.2% 有自杀行为；Bukerg 在 1984 年报告有 42.0% 的恶性肿瘤患者的抑郁症状达到了 DSM-Ⅲ 重性抑郁标准；Mary 在 1990 年对 344 例住院癌症患者的会诊资料按照 DSM-Ⅲ 诊断标准进行再诊断，发现有 49.0% 的患者有抑郁症。因此，抑郁是恶性肿瘤患者会诊中精神科诊治最多的精神病综合征之一。

恶性肿瘤患者出现情绪低落、悲伤，这常常是人们预料中的情绪反应。但有许多研究发现，不同部位的恶性肿瘤，其抑郁发生率及抑郁的程度有所不同，而且有些患者的抑郁症状出现在躯体恶性肿瘤症状被发现之前，即所谓的"先兆抑郁"，是值得临床医生重视的。Fras 早在 1967 年就发现在他研究的 46 例胰腺癌的患者中有 3/4 出现抑郁症状，且与癌的发展密切相关，大多发生在癌前期，平均发生于胰腺癌发现之前的 6 个月，而作为对照组的结肠癌患者只有 1/6 有抑郁症状。

3. 内脏器官疾病伴发抑郁障碍

内脏器官疾病伴发抑郁障碍的有肺脑综合征、肝脑综合征、肾疾病、心脏疾病，临床上并不少见。

4. 内分泌和代谢疾病伴发精神障碍

在伴发精神障碍的肾疾病中，以尿毒症为例。尿毒症患者最早出现的症状为神经症性综合征，主要表现为头昏、头痛、易疲劳、乏力、表情淡漠、精神萎靡、注意力不集中、思维迟钝、计算能力下降、记忆困难、睡眠障碍，可表现为白天嗜睡、夜间失眠。

这些症状时轻时重，与血液中氮质潴留的严重程度有关。当氮质上升至 21.4～24.9mmol/L 时，大部分患者可出现上述症状，并且症状随氮质的上升而加重。在早期阶段，还可出现抑郁状态，表现出精神活力抑制和迟钝；在恢复期，常出现情绪低落，心境抑郁悲观，对外界缺乏兴趣，思维缓慢，语言动作减少，偶见有消极观念、自杀企图行为。躯体不适可诱发和加重抑郁症状。

五、其他非心理因素

1. 药物的副作用

服用治疗高血压、心律不齐的药物有可能引起抑郁症表现。

2. 甲状腺问题

甲状腺功能减退，很容易引起抑郁症患者体重增加、疲劳、皮肤干燥和睡眠不正常，因此要重视甲状腺问题的潜在作用。

3. 糖尿病

血液中含糖量过高，可致乏力、疲倦和失眠。这些都有可能是抑郁的临床表现，不可忽视。

4. 节食减肥

减肥是现代的时尚，但请记住，吃得过少易出现抑郁症状。

5. 缺乏运动

有研究表明，缺乏运动也可导致抑郁症。

6. 日照不足

有研究认为，有些人对褪黑色素非常敏感而患上抑郁症，因此，多晒太阳有消除抑郁的作用。

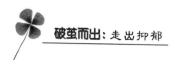

7. 营养不平衡

有研究认为，有的抑郁症主要是机体内某些维生素和矿物质缺乏所致的。

8. 内分泌紊乱

女性雌激素缺乏，会引起其他激素和化学成分变化，继而引起行为变化。加强锻炼有助于消除抑郁症。

9. 口服避孕药

口服避孕药可以造成抑郁症，特别是有经前期综合征的妇女。

10. 产后抑郁

妇女产后也易患抑郁症，特别在婴儿 1~6 个月时，这是生育激素变化引起的。

11. 慢性疼痛

慢性疼痛可伴发抑郁症，发病率达 5.0%。

第五节 诊断与分类

一、 抑郁症的诊断

抑郁症（抑郁障碍）是一类阶段性发作的疾病。人在一生中可以只发作 1 次，也可以发作多次；一生中可以只有抑郁发作，也可以既有抑郁发作又有躁狂发作；抑郁发作、躁狂发作又可有轻、中、重之分。因此，诊断应根据下述原则进行。

（1）首先，要确定目前即最近 1 次发作类型，了解目前或最近这次发作的病史，并进行详细的精神检查、量表测定等。然后，根据临床所获得的资料来确定目前或最近 1 次发作，确诊是重性抑郁发作、轻性抑郁发作、躁狂发作、轻躁狂发作，还是混合发作等。

（2）了解并确定以前有过的发作史及类型，为了避免遗漏重要资料，最好按照某种定式检查逐项进行。然后，根据所获得的资料确定以前有过哪些类型的发作、有过多少次发作及每次发作的特征表现。

（3）在完成上述两项项目后，确定疾病的诊断。

①如果只有重性抑郁发作，则诊断为重性抑郁障碍。

②如果不但有抑郁发作又有躁狂发作，则诊断为双相障碍。重性抑郁障碍和双相抑郁障碍，还可分为很多亚型。

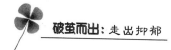

③如果只有轻性抑郁发作，则诊断为轻性抑郁。

④如果轻性抑郁持续2年以上，则可诊断为恶劣心境障碍，也称神经症性抑郁。

⑤如果只是反复发生短暂的抑郁发作，则诊断为复发性短暂性抑郁障碍。

⑥如果反复发生短暂轻躁狂症状和短暂抑郁症状，则诊断为环性心境障碍。

（4）随着病情演变，抑郁障碍诊断可改变。患者在首次就诊时常常是第一次发作或者只有一种类型的发作，此时很难预测以后是否会再次发作。如果再发作，很难预测会发生哪类发作，当以后再次发作时诊断可能改变。例如，以前只有抑郁发作，目前出现躁狂发作，则诊断应变为双相障碍。抑郁发作的诊断需根据一定的标准，不同的诊断标准之间存在诊断差异。

二、抑郁症的分类

本书据"ICD—10 精神与行为障碍分类标准"进行分类，同时介绍临床描述与诊断要点。

重点描述分类如下。

内容	具体分类	临床描述与诊断要点	
心境（情感）障碍	F30 躁狂发作	F30.0 轻躁狂	
		F30.1 躁狂，不伴精神病性症状	
		F30.2 躁狂，伴精神病性症状	
		F30.8 其他躁狂发作	
		F30.9 躁狂发作，未特定	
	F31 双相情感障碍	F31.0 双相情感障碍，目前为轻躁狂	
		F31.1 双相情感障碍，目前为不伴有精神病性症状的躁狂发作	
		F31.2 双相情感障碍，目前为伴有精神病性症状的躁狂发作	
		F31.3 双相情感障碍，目前为轻度或中度抑郁	·30 不伴躯体症状
			·31 伴躯体症状
		F31.4 双相情感障碍，目前为不伴有精神病性症状的重度抑郁发作	
		F31.5 双相情感障碍，目前为伴有精神病性症状的重度抑郁发作	
		F31.6 双相情感障碍，目前为混合状态	
		F31.7 双相情感障碍，目前为缓解状态	
		F31.8 其他双相情感障碍	
		F31.9 双相情感障碍，未特定。包含双相障碍Ⅱ型，复发性躁狂发作	

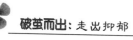

续表

内容	具体分类	临床描述与诊断要点	
心境（情感）障碍	F32 抑郁发作	F32.0 轻度抑郁发作	·00 不伴躯体症状
			·01 伴躯体症状
		F32.1 中度抑郁发作	·00 不伴躯体症状
			·01 伴躯体症状
		F32.2 重度抑郁发作，不伴精神病性症状	
		F32.3 重度抑郁发作，伴精神病性症状	
		F32.8 其他抑郁发作，包含非典型性抑郁，单次发作的"隐匿性"抑郁 NOS	
		F32.9 抑郁发作，未特定。包含抑郁 NOS、抑郁性障碍 NOS	
	F33 复发性抑郁障碍	F33.0 复发性抑郁障碍，目前为轻度发作	·00 不伴躯体症状
			·01 伴躯体症状
		F33.1. 复发性抑郁障碍，目前为中度发作	·10 不伴躯体症状（见 F32.10）
			·11 伴躯体症状（见 F32.11）
		F33.2 复发性抑郁障碍，目前为不伴有精神病性症状的重度发作	
		F33.3 复发性抑郁障碍，目前为伴有精神病性症状的重度发作	
		F33.4 复发性抑郁障碍，目前为缓解状态	
		F33.8 其他复发性抑郁障碍，包含单相抑郁 NOS	
		F33.9 复发性抑郁障碍，未特定	
	F34 持性心境（情感）障碍	F34.0 环性心境	
		F34.1 恶劣心境	
		F34.8 其他持续性心境（情感）障碍	
		F34.9 持续性心境（情感）障碍，未特定	

内容	具体分类	临床描述与诊断要点	
心境（情感）障碍	F38 其他心境（情感）障碍	F38.0 其他单次发作心境（情感）障碍	·00 混合性情感发作
			·10 复发性短暂性抑郁障碍
		F38.1 其他复发性心境（情感）障碍	
		F38.8 其他特定的心境（情感）障碍	
	F39 未特定的心境（情感）障碍		
神经症应激相关的及躯体形式障碍	F40 恐怖性焦虑障碍	F40.0 广场恐怖	·00 不伴惊恐发作
			·01 伴惊恐发作
		F40.1 社交恐怖	
		F40.2 特定的（孤立的）恐怖	
		F40.8 其他恐怖性焦虑障碍	
		F40.9 恐怖性焦虑障碍，未特定	
	F41 其他焦虑障碍	F41.0 惊恐障碍（间歇发作性焦虑）	
		F41.1 广泛性焦虑障碍	
		F41.2 混合性焦虑与抑郁障碍	
		F41.3 其他混合性焦虑障碍	
		F41.8 其他特定的焦虑障碍	
		F41.9 焦虑障碍，未特定	
	F42 强迫性障碍	F42.0 以强迫思维或穷思竭虑为主	
		F42.1 以强迫动作（强迫仪式）为主	
		F42.2 混合性强迫思维和行为	
		F42.8 其他强迫障碍	
		F42.9 强迫障碍，未特定	

续表

内容	具体分类	临床描述与诊断要点	
神经症应激相关的及躯体形式障碍	F43 严重应激反应及适应障碍	F43.0 急性应激反应	
		F43.1 创伤后应激障碍	
		F43.2 适应障碍	·20 短暂抑郁性反应
			·21 长期的抑郁性反应
			·22 混合性焦虑和抑郁性反应
			·23 以其他情绪紊乱为主
			·24 以品行障碍为主
			·25 混合性情绪和品行障碍
			·28 以其他特定症状为主
		F43.8 其他严重应激反应	
		F43.9 严重应激反应，未特定	
	F44 分离（转换）性障碍	F44.0 分离性遗忘	
		F44.1 分离性漫游	
		F44.2 分离性木僵	
		F44.3 出神与附体障碍	
		F44.4 分离性运动障碍	
		F44.5 分离性抽搐	
		F44.6 分离性感觉麻木和感觉丧失	
		F44.7 混合性分离（转换）性障碍	
		F44.8 其他分离（转换）性障碍	·80 Ganser 氏综合征
			·81 多重人格障碍
			·82 见于童年和青少年的短暂分离（转换）性障碍
			·88 其他特定的分离（转换）性障碍
		F44.9 分离（转换）性障碍，未特定	

内容	具体分类	临床描述与诊断要点	
神经症应激相关的及躯体形式障碍	F45 躯体形式障碍	F45.0 躯体化障碍	
		F45.1 未分化的躯体形式障碍	
		F45.2 疑病障碍	
		F45.3 躯体形式的自主神经功能紊乱	·30 心血管系统
			·31 高位胃肠道
			·32 低位胃肠道
			·33 呼吸系统
			·34 泌尿生殖系统
			·38 其他器官或系统
		F45.4 持续躯体形式的疼痛障碍	
		F45.8 其他躯体形式障碍	
		F45.9 躯体形式障碍，未特定	
	F48 其他神经症性障碍	F48.0 神经衰弱	
		F48.1 人格解体，现实解体综合征	
		F48.8 其他特定的神经症性障碍	
		F48.9 神经症性障碍，未特定	
伴有生理紊乱及躯体形式障碍	F50 进食障碍	F50.0 神经性厌食	
		F50.1 非典型神经性厌食	
		F50.2 神经性贪食	
		F50.3 非典型神经性贪食	
		F50.4 伴有其他心理紊乱的暴食	
		F50.5 伴有其他心理紊乱的呕吐	
		F50.8 其他进食障碍	
		F50.9 其他进食障碍，未特定	

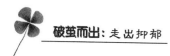

续表

内容	具体分类	临床描述与诊断要点	
伴有生理紊乱及躯体化障碍	F51 非器质性睡眠障碍	F51.0 非器质性失眠症	
		F51.1 非器质性嗜睡症	
		F51.2 非器质性睡眠－觉醒节律障碍	
		F51.3 睡行症（夜游症）	
		F51.4 睡惊症（夜惊）	
		F51.5 梦魇	
		F51.8 其他的非器质性睡眠障碍	
	F52 非器质性障碍或疾病引起的性功能障碍	F52.0 性欲减退或缺失	
		F52.1 性厌恶及性乐缺乏	·10 性厌恶
			·11 性乐缺乏
		F52.2 生殖器反应丧失	
		F52.3 性高潮功能障碍	
		F52.4 早泄	
		F52.5 非器质性阴道痉挛	
		F52.6 非器质性性交疼痛	
		F52.7 性欲亢进	
		F52.8 其他性功能障碍，非器质性障碍或疾病所致	
		F52.9 未特定性功能障碍，非器质性障碍或疾病所致	

注：F53、F54、F55 不予标明。

第六节　自测方法

长期以来，有很大一部分抑郁症患者对抑郁认知甚少，也不为别人所理解。抑郁症现在被恰当地称为"心灵感冒"，影响每个人。人的一生对抑郁障碍没有完全的免疫力。抑郁障碍对所有人都一样，不论是乞丐还是百万富翁，不论是天才或是傻子，每个人都可能会遭遇抑郁情绪，如不及时进行自我调适，就有可能会演变成严重的抑郁症。因此，学习抑郁症的自测方法是有必要的。一个人只要连续2周出现下列5项以上症状的就可能患上抑郁症。

①情绪低落。

②快乐明显减少，兴趣减退。

③食欲明显下降，体重减轻。

④睡眠障碍。

⑤激怒或情绪郁闷。

⑥精力不佳，每天疲惫不堪。

⑦无价值感，缺乏自信，有罪感。

⑧注意力难以集中，尤其难以持久集中，反应迟钝。

⑨常想着死或自杀、自伤。

⑩眼神接触差。

其中，①和②两者至少居其一，③~⑩至少有其中4项以上

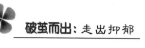

的症状，应想到患抑郁障碍的可能。因此，需要去专科医院找精神科医生咨询，以早期明确诊断和进行治疗。

一、抑郁障碍量表筛查法

下面介绍几种抑郁筛选量表，可供自测。量表使用方法简单，便于操作，在理解的基础上按照说明去做即可。

1. Zung 氏抑郁自评量表

Zung 氏抑郁自评量表由 Zung 氏编制于 1965 年，是美国教育卫生福利部推荐的用于精神药理研究的量表之一，使用简便，应用颇广。

提示语：下表有 20 个项目，每个项目都可分为 4 种不同的程度：没有或很少（发生）；少部分时间有；相当多时间有；全部或大部分时间有。

请仔细阅读每一条，把意思弄明白，然后根据你最近 1 周的实际情况，在适当的方格里画钩（√）。

序号	项目	评分标准			
		从无	有时	经常	持续
1	我感到情绪沮丧、郁闷	1	2	3	4
2	我感到早晨心情最好	4	3	2	1
3	我要哭或想哭	1	2	3	4
4	我夜间睡眠不好	1	2	3	4
5	我吃饭像平时一样多	4	3	2	1
6	我的性功能正常	4	3	2	1
7	我感到体重减轻	1	2	3	4

序号	内容	评分标准			
		从无	有时	经常	持续
8	我为便秘烦恼	1	2	3	4
9	我的心跳比平时快	1	2	3	4
10	我无故感到疲劳	1	2	3	4
11	我的头脑像往常一样清楚	4	3	2	1
12	我做事情像平时一样不感到困难	4	3	2	1
13	我坐卧不安，难以保持平静	1	2	3	4
14	我对未来感到有希望	4	3	2	1
15	我比平时更容易激怒	1	2	3	4
16	我觉得决定什么事很容易	4	3	2	1
17	我感到自己是有用的和不可缺少的人	4	3	2	1
18	我的生活很有意义	4	3	2	1
19	假若我死了，别人会过得更好	1	2	3	4
20	我仍旧喜爱自己平时喜爱的东西	4	3	2	1

（1）统计指标和结果分析。

该量表的主要统计指标是总分，但要经过 1 次转换后标出标准总分。

结算方法：将患者（受试者）画钩（√）的各项分数相加得到总粗分，然后通过公式 $Y=int（1.25X）$ 转换，即总粗分乘以 1.25 后，取其整数部分就得到标准总分。

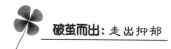

（2）抑郁障碍程度计分方法。

将受试者画钩（√）的各项分数相加得到总粗分。用总粗分除以 80 得到指数，即总粗分 / 80 = 指数。按指数将抑郁程度分为四档，如下所示。

①指数在 0.49 以下为无抑郁。

②指数在 0.50～0.59 为轻微至轻度抑郁。

③指数在 0.60～0.69 为中度至重度抑郁。

④指数在 0.70 以上为重度抑郁。

2. 抑郁筛选量表

提示语：请仔细阅读下面的陈述，在与你的状态相符项后面的数字上做出记号（√）。

我总是感到焦虑。	1
我最近感到情绪十分低落。	1
我感到早上或上午状态更差。	1
我感到生活没有价值。	1
最近一个月，我哭过。	1
我已经放弃了希望。	2
我在认真地考虑自杀。	2
我想不起过去一个月感到过愉快。	1
我感到如此孤独。	1
我对事物失去了兴趣。	1
我太悲惨，没有高兴的事情。	1
我为我的过去后悔。	1
我是一个被人讨厌的人。	1

过去这几周，我一直很压抑。 1

我常常头痛。 1

我没有食欲。 1

我睡得不好。 1

我由于担心不愉快的事情而一直醒着。 1

我一点也不高兴。 1

判断方法：将做了记号（√）的数字相加，如大于7，则可能有抑郁障碍。

3. 老年抑郁量表

提示语：以下列举的问题是询问人们对一些事物的感受，请你根据你过去1周内的实际感受选择"是"或"否"。

（1）你对自己的生活基本上感到满意吗？ 是 / 否

（2）你是否已放弃了很多以往的活动和爱好？ 是 / 否

（3）你是否觉得生活空虚？ 是 / 否

（4）你是否常常感到烦闷？ 是 / 否

（5）你是否大多数时间感到心情愉快？ 是 / 否

（6）你是否担心将会有不好的事情发生在你的身上？ 是 / 否

（7）你是否大部分时间感到快乐？ 是 / 否

（8）你是否常常感到无助？ 是 / 否

（9）你是否宁愿留在家里而不外出做些有新意的事情？

是 / 否

（10）你是否觉得你比大多数人的记忆更差？ 是 / 否

（11）你认为现在活着是一件好事吗？ 是 / 否

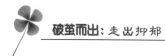

（12）你是否觉得自己一无是处？　　　　　　　　　是 / 否

（13）你是否感到精力充沛？　　　　　　　　　　　是 / 否

（14）你是否觉得自己的处境没有希望？　　　　　　是 / 否

（15）你觉得大部分人的境况比自己好吗？　　　　　是 / 否

计分方法如下：第（2）（3）（4）（6）（8）（9）（10）（12）（14）（15）题选择"是"者各计 1 分，反之 0 分；第（1）（5）（7）（11）（13）题选择"否"者各记 1 分，反之 0 分；将分数相加得到总分。总分在 5 分以上者可能有抑郁障碍。

需要注意：此量表的测定结果只能供参考，不能据此断定自己就是得了抑郁障碍，更不能据此给自己用药，而需到专科医院找精神科医生确诊和治疗。

第七节　心理健康标准和心理健康维护方法

对于心理健康标准，心理学家进行了大量的研究，至今并无一个普遍认可的标准。对于不同的人，心理健康可能是以不同的方式表现出来的。即使对于同一个人，在不同时期，其心理健康的特点也可能是不同的。

一、高水平心理健康者的标准

现介绍几种常见的模式。

（一）"成熟者"模式

奥尔波特在哈佛大学一直从事对高心理健康水平的人的研究。他认为心理健康的人即是"成熟者"。为此，他提出了7个指标。

（1）能主动、直接地将自己推延到自身以外的兴趣和活动中。

（2）具有对别人表示同情、亲密或爱的能力。

（3）能够接纳自己的一切，好、坏、优、劣都如此。

（4）能够准确、客观地知觉现实和接受现实。

（5）能够形成各种技能和能力，以专注和高水平来胜任自己的工作。

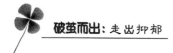

（6）知道自己的现状和特点。

（7）能着眼未来，行为的动力来自长期的目标和计划。

（二）"自我实现者"模式

马斯洛是人本主义心理学的创始人之一，潜心研究和挖掘人类心理的最大潜力。他把那些能发挥自身遗传限度最大可能力量的人称为"自我实现者"，亦即真正的心理健康的人。他认为这类人在人类中并不多见，但却是我们的楷模，其特点如下。

（1）对现实具有更有效的洞察力和更适宜的关系。

（2）能高度接受自我、他人以及人性的客观现实。

（3）思想感情以及行为具有更大的自发性。

（4）以问题为中心。

（5）高度的自主性。

（6）离群独处的需要。

（7）欣赏的时时常新。

（8）更多的神秘体验。

（9）宽厚的社会情感。

（10）深挚而纯粹的私人关系。

（11）民主的性格。

（12）强烈的道德感。

（13）寓于哲理的善意的幽默感。

（14）更富有创造性。

（三）"创发者"模式

弗洛姆认为，社会环境与心理健康有着极为密切的关系，变革的社会可以形成大量心理健康的人，他们可以充分使用自己的所有力量、潜能和能力。他称此种人为"创发者"。这类人主要有4个特征。

1. 创造性的爱情

相爱的双方能保持独自的个性，在爱情之中不会为追求"和谐"而泯灭个性，会使个性得到进一步发展。然而，要达到这种爱是很困难的，因为它要涉及关怀、尊重和理解等方面的难题。

2. 创造性思维

对思维对象有强烈的兴趣，并能以客观、尊重与关心的方式来考察思维对象。

3. 幸　福

它是一种生机盎然、充满活力、身体健康和个人各种潜能得到实现的状况，而不只是一种愉快体验。

4. 良　心

这是一种严格的道德准则的体现，支配心理健康者的良心，是自我的心声（出自内心），而不是外在的力量（迫于压力）。

上述心理健康的模式主要是基于极端心理健康的人而言的，也是一般人应奋进的目标。

对所谓正常人的行为标准，马斯洛曾在与米特曼合著的《变态心理学原理》一书中提出过以下11个标准。

● 具有适当的安全感，有自尊心，对自我与个人的成熟有"有价值"感。

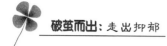

● 适度的自我批评，不过分夸耀自己，也不过分苛责自己。

● 在日常生活中，具有适度的自发性与感应性，不为环境所奴役。

● 与现实环境保持良好的接触，能承受生活中挫折的打击，无过度幻想。

● 适度接受个人的需要，并具有满足此种需要的能力，特别不应对个人在性方面的需要与满足产生恐惧或歉疚。

● 有自知之明，了解自己的动机与目的，并对自己的能力做适当估计，对违背社会规范和道德标准的个人欲望不做过分的否认或压抑。

● 能保持人格完整与和谐，个人的价值观能视社会标准不同而改变，对待工作能集中注意力。

● 有切合实际的生活目的，个人所从事的多为实际的、可能完成的工作。个人的生活目的包含利己与利人两种成分。

● 具有从经验中学习的能力，能适应环境的需要而改变自己。

● 在团体中能与他人建立和谐关系，重视团体的需要，接受团体的传统，并能控制与团体所不容的个人欲望或动机。

● 在不违背团体意愿的原则下，能保持自己的个性，有个人独立的意见，有判断是非善恶的能力，对人不做过分阿谀，也不过分追求社会赞许。

二、中国人的心理健康标准

在浙江省心理卫生协会 20 周年庆典暨第九届学术年会上，中

第七节 心理健康标准和心理健康维护方法

国心理卫生协会理事长蔡焯基教授首次公开介绍中国人心理健康标准及其制定确立的过程。对于这个标准，很多人还是有疑惑的，《浙江老年报》(2011年11月16日)曾请中国心理卫生协会副理事长赵国秋教授详细解读了这个标准。

(一) 情绪稳定，有安全感

评价要素：情绪稳定，情绪控制，情绪积极，有安全感。

解读：情绪基本稳定，心态比较积极，能够适当控制自己的情绪，而且应该是情绪持续稳定。如果超过2周的情绪低落，那就要警惕是否患有抑郁症了。人没有安全感，主要表现为焦虑和紧张。有些老年人担心有天灾人祸或担心自己的病情，从而整天坐立不安，对什么都不感兴趣，晚上失眠，做事效率低，极大地影响了生活。

建议：经常监察自己的情绪，当发现有莫名的情绪低落、沮丧等不良情绪时，应主动提醒自己并向外界求助，必要时，找心理专家帮助。

(二) 认识自我，接纳自我

解读：认识自我，就是指能够客观分析自己的能力，并做出恰当的判断。能否对自己的能力做出客观正确的判断，对自身的情绪有很大的影响。老年人比较多的是负面情绪，多是来自自身的衰老无能感，总觉得自己无用、无能，还不理会别人的意见，所以这时候有的老年人表现得非常偏执。

建议：每个人都应该一分为二地看待别人和自己，树立自信心。

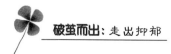

这时候，家人的关爱和鼓励尤为重要。

（三）自我学习，独立生活

评价要素：生活能力，学习能力，解决问题能力。

解读：现代社会是一个日新月异的时代，为了适应新的生活方式，老年人应该真正地做到"活到老，学到老"。同时，这样的生活让老年人充实，就不会过于依赖家人、子女，老年人的生活能独立，从而做到真正的人格独立。

建议：培养和发展自己的兴趣、爱好，比如学习电脑，体会上网的乐趣；学习健康新观念。学习可以锻炼老年人的记忆和思维能力，对于预防脑功能减退和老年痴呆症有益。

（四）人际关系和谐

评价要素：良好的人际交往能力，人际满足，接纳他人。

解读：人际满足是指人与人之间交往的质量和数量达到满意的程度。据调查，老年人的心理问题多是孤独感造成的。现在空巢家庭越来越多，而老年人总是在家里，孤独等各种负面情绪的堆积使老年人的心理不健康，或最终患上抑郁症。

建议：老年人应该多出去走走，多交朋友，多参加集体活动，特别是和好朋友分享心事。

（五）角色功能协调统一

评价要素：角色功能，行为符合年龄，符合环境，实现个人满足。

解读：每个人都有着多重的角色，比如一个女性，她的家庭角色可以是母亲、奶奶、妻子，她的社会角色可以是单位领导、退休老年人，这些角色在特定的环境中有着特定的定义，他们在不同的环境中应该扮演不同的角色。比如一位老师习惯了老师的角色，在家中特别是退休后也总是扮演老师的角色，那可能就会让家人感觉不舒服，这也是许多老年人在刚刚退休的时候感觉很难受的原因。

建议：这时候应当发展个人兴趣，多交际，让自己的生活充实起来，提前做好退休规划，多和别的老年人接触，让自己慢慢融入那个特定群体中去。

（六）适应环境，应对挫折

评价要素：接触现实，应对挫折。

解读：我们每个人都要改变自己而适应环境，不能以不变应万变，要能面对挫折。一些干部、高学历的人员，很难适应环境的改变，所以这部分人群退休后很容易患离退休综合征。离退休综合征主要表现为坐卧不宁、注意力不集中、暴躁易怒等。

建议：早对自己的退休生活做好打算，提前适应那个状态，可以尽早摆脱离退休综合征。同时，在心态上要学会"蹲下来"，就是不要让自己高高在上，要以平常老年人的心态看待事物。

三、心理健康的维护方法

健康心理的维护是现代人必须注重的一种心理教育内容，也

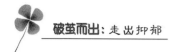

是预防心理异常的最好方法。每个人因社会经历不同，所处环境不同，遭遇的问题因素各异，也就没有一套适用于所有情况的方法。对于下面介绍的原则或方法，重要的是你得去做，因为生活本身是一门艺术，运用得是否巧妙全在于心。

（一）认识自己，接纳自己

苏轼有言："人之难知，江海不足以喻其深，山谷不足以配其险，浮云不足以比其变。"说的就是知人之难。而实际上，知人难，知己更难。自我认识的肤浅，是心理异常形成的主要原因之一。

1. 自悲自怜者

因幼年时过分依赖，成年后竞争中多次失败，由此得出的自知是"你行，我不行"。于是，束缚自我，贬抑自我。结果，丧失自信心，焦虑增剧，毁了自己。

2. 自暴自弃者

自暴自弃者的心态总是不甘心认为"我不行"，而又无正确的方向，亦缺乏表现自己的能力，因此故作怪状，与人为难，在别人无可奈何的眼光中来肯定自我的价值。于是，放纵自我，践踏自我。结果是反抗社会，害人害己。

3. 自傲自负者

自傲自负者常自命不凡、自吹自擂，其实是一种极度自卑之人。但他们又不像自悲自怜者那样因自卑而关闭自我、自怨自艾、自叹不如，而是自以为自己无所不能，只是不为。他们所持有心态是"我行，你不行"。于是，呐喊着"我知道一切"，却连自己也不认识。结果是欺人一时，欺己一世。

4. 自信自强者

自信自强者对自己的动机、目的有明确的了解，对自己的能力有适当的估价，从不随意认为"我不行"，也不无根据地认为"不在话下"。他们对自己充满自信，对别人也深怀尊重，他们认为在认识自己的前提下，是没有什么不可战胜的。于是，他们走上了"我行，你也行"的康庄大道。其结果是充分认识自我，发挥最大潜力。

自悲自怜者、自暴自弃者和自傲自负者也并非全然不了解自己。从另一角度看，他们也认识自己，但却是以一种歪曲的形式来对待自己，即不能真正接受自己，其根源都是自卑。

接受现实的自我，选择适当的目标，寻求良好的方法，不随意退却，不做自不量力之事，才可能创造理想的自我，欣然接受自己，避免心理冲突和情感焦虑，使人心安理得，心理健康。

（二）面对现实，适应环境

人生活在社会中，与现实环境密切相关，能面对现实是心理正常的一个客观标准。心理健康者总是能与现实保持良好的接触，同时能发挥自己最大的能力去改造客观环境，以求外界现实符合自己的主观愿望；而且在力不能从心的情况下，他们能另择目标或改变方法以适应现实环境。心理异常者的最大特点就是脱离现实或者逃避现实。他们心目中可能有美好的理想，但却不能正确评估自己的能力，又置客观规律于不顾，因而理想成了空中楼阁，于是怨天尤人或自怨自艾，逃避现实。

在现实生活中，我们应有"走自己的路，任他人去说"的精神准备。正如陈继儒《幽窗小记》中一副对联所写的"宠辱不惊，

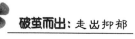

看庭前花开花落；去留无意，望天空云卷云舒。"我们生存在这个社会中，只有"与世无争""顺其自然"或持有"平常心"，才能如鱼得水，许多棘手问题也便迎刃而解，许多人间美景才能尽收眼底。这种平和心态是一种至高的人生境界。若常人云亦云，随波逐流，便会失去自主性，由此产生焦虑不安的烦恼。在现实生活中，没有人不被别人评说。"人品"之"品"字便是由三张嘴构成的。在一些风气不正的环境中，人品之好坏常是由人说成的。所以，做人必须有自己的原则。若老是考虑"对不对得起别人""别人会如何看自己"，也就会失去自我。如果看上司的脸色办事，看朋友的面子说话，四面讨好他人，其结果很可能落得四面楚歌。

同时，我们也应该注意朋友的忠告。自以为是，我行我素，只会落得形影相吊、无人理睬的境地。

孔子云："知耻近乎勇。""耻"字是个会意字，有两种书写形式：一是"耻"，即你听到别人说你的坏话之时，应该止住你的行为；二是"恥"，即当你听到别人评论你时，应该用心反省一下自己的行为。

心理医生认为，心理健康的人应与其他人有一定程度的相似之处，生理上如此，心理上也是如此。比方由"月亮"想到"太阳""星星"或"黑夜"等，由"花儿"想到"小草""幸福"或"姑娘"，都是正常的联想。这种联想在中国人的常规测试中可以证实。

但有些人的联想与大多数人有异，如"对月伤心"者，由月亮想到"死亡"，由花儿想到"痛苦"，就显然与众不同，使人难以理解。若经常如此"与众不同"，其心理便可能不健康。推而广之，如果一个人的想法、言谈、举止、嗜好、生活方式、服饰等总是与其他人差别太大，与现实格格不入，又如何能有健康的心理呢？

（三）结交知己，与人为善

乐于与他人交往，建立良好的关系，是心理健康的必备条件。人是群居动物，与人群交往可以得到帮助和获得信息，还可以使我们的苦、乐得到宣泄，使能力得到体现，从而使自己不断进步，保持心理平衡、健康。人在一生中碰到逆境和顺境时，均需要朋友的支持、安慰和祝贺。与人交往是有利于心理健康的。但人际关系是复杂的，与人相处的原则是对得起他人，对得起自己。交朋友也要有深浅、厚薄之分。古训中有知音难觅，对于事实证明不可深交的人，我们不妨浅交，但不必疾恶如仇，注意保持适当的距离即可。所谓遇事退一步，海阔天空；凡事论曲直，路窄林深。我们要体会一下郑板桥"难得糊涂""吃亏是福"的宽大胸怀。

（四）努力工作，学会休闲

工作的最大意义不限于由此获得物质生活的报酬。从心理学观点看，它对个体还具有两方面的意义。

（1）工作能体现出人生价值，获得心理上的满足。

（2）工作能体现出人在团队中的地位，以提高个人的社会地位。个人在团队中要得到接受和承认，提高自己的地位，工作成绩便是与人比较的最好标准。

由此，我们可以体会到有人说"工作是老年人的救生圈"。刚退休的老年人，常常有严重的失落感。为适应这种新的环境，最佳的方法就是重新寻找适合自己的工作，做力所能及的事情，比

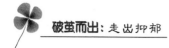

如做小生意、栽花除草、做社会义工等。其目的是使心理获得满足感，发现自我价值，从而适应新的状态。从心理学角度看，这属于工作疗法或职业治疗法。

现代社会生活节奏快，工作忙碌，有超负荷现象，不少人长期处于紧张状态而不善于休息调剂，于是出现心理异常。逢到休息日却不知如何打发，有的人经常睡懒觉，或看电视消遣，或终日玩电脑；有的人通宵打牌，或通宵跳舞，或通宵看电影等。于是，休息日反比工作日更累、更忙。我们应该学会合理安排休息时间，经常改换方式，或郊游，或访友，或聚会，或参观展览，也可参加一些有益的社会活动，使休息日的生活更为丰富多彩，使休息日真正成为恢复体力、调节脑力、增长知识、获得心理健康的时机。

赵青等编著的《心态决定命运》一书中有这样的论述："环境不易改变，不如改变我们自己；性格不可改变，但是心态却可以调整。激发你的潜力，改变你的一生。"这段话高度论述和概括了"心态决定命运"的哲理。

由此可知，心理健康的维护主要依靠自己。心理疾患的治疗除需有心理医生指导外，也需要依靠自己的信心和毅力。如果你掌握有关心理健康和心理治疗的知识，不仅能随时关心和维护自己的心理健康，还可以随时修正自己的行为。从某种程度上来说，人人都是自己的心理医生。

第八节 哪些人群易患抑郁症

抑郁症是十分常见的心理障碍，从其患病率就可看出来。据统计资料显示，世界上每 5～6 人中就有 1 人已患、正患或将患抑郁症，每 20 人中就有 1 人患临床抑郁症。女性患抑郁症的可能性比男性高 2 倍。资料表明，在中国每年约 20 万自杀人口中，80.0% 的自杀者患有抑郁症，抑郁症的发病率呈逐年上升趋势。据医学专家预测，到 2020 年，抑郁症可能成为除心脏病之外给社会经济造成较大负担的一种疾病，而抑郁症的终生患病率高达 3.2%～5.9%。

哪些人群易患抑郁症，这是人们所关心的问题。到目前为止，对于哪些人群易发抑郁症，还是难以做出肯定的说明，只能列举一些人群易发抑郁症的因素。

（一）性别与抑郁症患病率比

有资料说明，职场上 25 岁以上的成年人中，抑郁症患者正以每年 11.3% 的速度增长，每 10 位男性中就有 1 位可能患有抑郁症，而每 5 位女性中就有 1 位可能患有抑郁症。

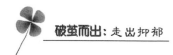

（二） 抑郁症的易发年龄

据北京大学医学部医学博士刘鸿伟介绍，抑郁症的高发年龄集中在 27 ~ 33 岁。

（三） 易发抑郁症的人群类别

1. 完美主义者

有资料表明，抑郁症患者通常表现出情感丰富细腻、敏感多疑、缺乏安全感、个人欲望强烈、思维能力发达、纪律性强、工作潜力大等心理特征。他们的思维方式多属封闭性的，固执己见，过分讲究秩序，喜欢做"唯一的""最好的"选择式判断，他们是典型的完美主义者。办事情要求面面俱到，尤其是一些"事业有成"的人，由于对事业、家庭预期太高，追求绝对完美，一旦强烈欲望与现实能力间出现巨大差距，心理和生理就会出现偏差，产生心理困惑，持续的困惑就有可能导致抑郁障碍的发生。

2. 高科技行业从业人员及工作压力大的白领

有人研究观察，就从事的行业来看，高科技行业从业人员、广告人、主持人、演员、记者等患抑郁症的可能性较大。此外，随着社会竞争日益加大，大学毕业生和外企白领压力居高不下，罹患抑郁症的比例也有所增加。因此，职场白领在处理庞大工作压力的同时，更要小心抑郁症悄悄上身。

3. 青年女性

由美国医学会发起的对 10 余个国家和地区的约 3.8 万人的调查显示，约有 5.0% 的人患抑郁症，发病率最高的年龄段在 25 ~ 30 岁，其中女性比例显著高于男性。这项调查的主持人，即美国纽约精神病研究协会的莫斯曼博士，据此认为抑郁症更容易困扰青年女性。据世界卫生组织的报告，全球妇女患抑郁、焦虑等精神异常的概率明显高于男性。我国20世纪90年代对7个主要省市的调查表明，约有27.0%的女性患有精神心理疾病（其中抑郁症居首位），其中一半的女性患者在20~29岁发病。

青年女性容易患抑郁症的原因与社会环境因素和自身的心理、生理特点有密切的关系。青年女性在承受巨大的心理压力时，不像同龄男性那样坚强，这可能是青年女性更容易抑郁发作的直接原因。现代社会处于转型期，在升学、就业、婚嫁等方面与同龄男性相比，青年女性面临的压力极大地超过男性，同时因为女性在社会生活诸多方面相对处于劣势，升学率偏低，就业相对要难且不稳定，离婚率偏高等。这些问题使一些青年女性不堪承受，以致出现心理、精神方面等问题。当青年女性患上抑郁症后，继而可出现神经内分泌系统紊乱，正常月经生理周期也被打乱，月经不调并伴有多种多样的症状。除精神压抑、情绪低落、爱生闷气、思虑过度、失眠多梦、头昏乏力、健忘等精神症状外，厌食、恶心、呕吐、腹胀等消化吸收问题也随之出现。另外，也有的出现月经不调，经前期出现紧张综合征及经期腹痛，有的出现继发性闭经等妇科症状，使患者不堪承受，增加抑郁情绪，严重的还可产生自杀倾向及行为。因此，要关爱青年女性健康，提防抑郁症困扰青年女性。

4. 有情绪障碍的儿童

儿童的情绪障碍已引起当前医学界的关注，我们在研究青年、成年人抑郁症的同时，也要重视儿童和老年人发生的抑郁障碍，

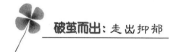

尤其是儿童情绪障碍不可忽视，应引起社会的关注。

目前，媒体报道的儿童、青少年自杀案例与日俱增，生活水平已得到很大提高的中国家庭开始面临一个新的困惑：不愁吃穿后，我们孩子的心理到底还不满足什么？已经有不少机构和专家正在进行这项新课题的研究。

有的专家提出暂定以青少年青春期焦虑和青春期情绪障碍为诊断较妥当，但其中对于有符合临床抑郁症的患者，还是要保留诊断并进行科学的抗抑郁治疗，不可对未成年的孩子轻易下"儿童抑郁症"的诊断结果，要避免无形中给孩子们增加压力，影响孩子心理健康的成长。笔者亦倾向于这一观点。

（2）儿童抑郁症的成因。当前医学界对此有以下几种认定。

①失父母之爱，如父母离异、丧亡、家庭不和睦等这些大的家庭动荡，会给孩子纤弱的心灵蒙上阴影。

②受蔑视和抛弃，心理长期自卑，抑郁成疾。这些幼儿大多是被遗弃的儿童，或残疾、低能的儿童。

③家族中有抑郁症患者，这是遗传因素。

这是 3 种诱发因素，加上一些教育的误区，也是儿童抑郁症的促发因素。孩子成才，除了身体健康、智力开发以外，健全的人格、健康的心理、良好的社会适应能力、良好的心理防御方式等心理健康教育更是非常重要。

第二章

抑郁症的治疗

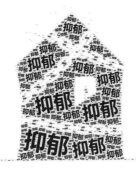

第一节 抑郁症的治疗原则

一、首先做出正确的诊断

正确的诊断是制定科学治疗方案的基础。正确诊断必须严格遵守以下步骤。

（1）首先要收集可靠而详细的客观病史及有关资料。

（2）认真地对患者进行精神神经系统检查和体格检查。

（3）在获得详细的病史和精神神经系统及精神检查资料后，根据精神病理学知识，正确分析、判断精神症状。

（4）在采用精神科评定量表进行测定的基础上，根据诊断标准做出精神障碍的诊断。

（5）不要遗漏同存的其他精神障碍和躯体疾病。

（6）抑郁障碍的诊断确诊后，在治疗过程中，还需要继续评估诊断是否正确，因为引起抑郁障碍的因素是多种多样的，要排除其他疾病如痴呆、癌症等类似抑郁障碍的表现，抑郁障碍可以与物质（毒品）滥用或焦虑障碍同病。抑郁障碍有可能随着病情发展，演变成双相障碍。

（7）诊断和治疗是复杂的，并且是不断变化的。因此，随着病情发展或变化，诊断和治疗也要随时调整。

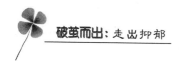

二、治疗的分期和目标

通常将抑郁障碍治疗分为三期，而且各期均有不同的治疗目标。

1. 急性治疗期

急性治疗期是直接针对抑郁障碍症状，采取对症的治疗措施，缓解全部抑郁症状，使患者的工作、社交及其他功能恢复到病前水平的一段治疗期。对有自杀企图的患者，应积极采取干预措施，防止其自杀。此期治疗目标是缓解全部症状。重性抑郁发作的急性治疗期大约定为 1～3 个月，有的患者可能需要更长的急性治疗期。

2. 持续治疗期

持续治疗期指患者全部症状缓解之后，巩固疗效的治疗期。其目标是防止抑郁症状复现。重性抑郁发作的持续治疗期为 4～6 个月。

3. 维持治疗期

此期指采取治疗措施，预防抑郁障碍复发的治疗期。其目标是防止复发。重症抑郁发作的维持治疗期为 6～12 个月。如果患者是多次发作，维持治疗期需要长达 2 年或 2 年以上，少数患者要终生维持治疗。

抑郁治疗期的划分是相对的，也适用于所有的抑郁障碍患者。不同的抑郁障碍患者需要的急性治疗期、持续治疗期和维持治疗期的时间长短也不同。慢性抑郁障碍患者，可能需要长期服药，而且难以分出这 3 个治疗期。躁狂发作的治疗三期与抑郁障碍类似。

三、疗效的评估

评定抑郁发作的治疗效果可采用 Hamilton 抑郁量表、Zung 自评抑郁量表（SDS），或其他抑郁量表予以评定。在急性治疗期，治疗前评定 1 次，其分数作为基线，开展治疗后每周评定 1 次，其分数与基线比较，便可看出抑郁症状是否好转。也可采用减分率 [（治疗前分数－治疗后分数）/ 治疗前分数 ×100%] 作为疗效指标。

1. 用 17 项 Hamilton 抑郁量表评定

（1）无效（no response）症状减分率 <20.0%。

（2）稍有效（minimal response）症状减分率在 20.0%～50.0%。

（3）部分有效（partial response）症状减分率 >50.0%。

痊愈（full response）症状评定在正常范围内。

2. 抑郁发作治疗评估的疗效分类

（1）有效（response）是指抑郁症状明显减少，低于重性抑郁障碍的阈下水平。

（2）缓解（remission）是指抑郁症状完全消失，或恢复得很好。患者经过治疗，已经缓解的症状又重新出现，这可以分为复现和复发。①复现（relapse）是指已经缓解的抑郁症状又重新出现。②复发（recurrence）是指抑郁症状缓解 6 个月之后出现 1 次新的抑郁发作。

躁狂发作治疗效果可以采用躁狂评定量表或者采用上述的"有效"和"缓解"来评定疗效。"复现""复发"两词的定义也适用于躁狂发作。这一观点,摘于杨权编著的《抑郁障碍的诊断和治疗》

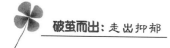

（2003 年出版）。

但对抑郁症药物治疗有效性的预测，各个国家会有所不同。据估计，所有抗抑郁在治疗中度至重度抑郁症时，50.0%～75.0%的患者可产生有效反应，这就意味着尽管给予足够剂量和足程的治疗，仍有 25.0%～50.0% 患者对药物治疗产生部分有效或无效反应。对治疗疗效的判定，大多数学者认为：无效被定义为症状严重度与基线相比较减分率＜25.0%；部分有效为减分率达 25.0%～49.0%；有效为减分率＞50.0%；临床痊愈是指HAMO17≤7 或蒙哥马利抑郁量表 MADRS≤9。

四、建立良好的医患关系，构建医患同盟

建立良好的医患关系，构建医患同盟，对治疗抑郁障碍有着十分重要的意义。要建立良好的医患关系，首先，医生要注意仪态。衣着得体，态度和蔼，平易近人，仔细、认真倾听患者的倾诉，适当点头表示理解和同情，在短暂接触中，使患者从内心感到医生是可信任的权威的医学专家，从而打下医患合作的基础。医生根据病史资料、精神和体格检查情况以及患者家庭经济状况，确定适宜患者的治疗方案和治疗计划，向患者说明，并进行适当解释及心理疏导，尤其要说明什么是抑郁障碍，抑郁障碍的性质，对患者生活、工作和学习带来的影响，告诉患者可以通过适当的治疗方法，与医生进行良好的配合，获得治疗效果。另外，还要说明为其制订治疗计划的优点及注意事项，包括可能的不良反应及可能的风险，以及不按计划疗程治疗和拒绝治疗可能引起的后

果。如患者同意治疗方案，医生应告诉患者要严格执行治疗计划，按医嘱服药；如不同意或不愿执行治疗计划，患者也应及时告诉医生。良好的医患关系的建立，使患者容易与医生相处，愿意配合医生。这本身就有治疗意义，有助于减轻患者的心理困惑，从而减轻症状，改善患者认知行为等功能，以及改善患者对治疗，尤其是对药物治疗的依从性。

第二节　抑郁症的心理治疗

一、心理治疗法概述

心理治疗（psychotherapy），又称精神治疗，是指用心理学的理论与方法治疗患者的心理疾病、心理障碍的过程。

心理治疗与精神刺激是相对立的，精神刺激是指用语言、表情、动作和行为等给人造成精神上的打击、精神上的创伤和不良的情绪反应。心理治疗即相反，用语言、表情、动作和行为向对方施加心理上的影响，解决心理上的矛盾，达到治疗疾病的目的。因此，从广义上讲，心理治疗就是通过各种方法，运用语言和非语言的交流方式，影响对方的心理状态，通过解释、说明、同情、疏导、支持、理解等来改变对方的认知、行为、情感、态度等，达到排忧、解难、降低心理痛苦的目的。从这个意义上讲，人类具有的一切亲密关系都能起到"心理治疗作用"。理解、同情、支持等就是生活中最值得提倡的"心灵医师"。由此可见，广义的心理治疗，泛指一切影响人的心理状态，改变认知、行为的方式和方法。父母与子女之间、夫妻之间、同学之间、同事之间、邻里之间、亲朋好友之间的解释、说明、疏导、指导等真挚的交往与沟通，都具有一定的心理影响和心理治疗作用。

而狭义的心理治疗则是在确立了良好的心理治疗关系的基础上，由经专门训练的医师作为施术者，运用心理治疗有关理论和技术，对求治者进行帮助，以消除和缓解求治者的心理问题或人格障碍，以促进其人格向健康协调方向发展的过程。

心理治疗方法在中国古代就已得到了绝妙的应用。据《后汉书》记载，某地有个太守，因忧思郁结患病，久治无效。后请名医华佗诊治，华佗听了太守的病情后，开了个奇妙的"处方"，收取了太守的许多珍宝后，不辞而别，仅留下一封讽刺讥笑太守的信。太守勃然大怒，令人追杀华佗。但华佗早已远去，于是太守愈加愤怒，竟气得呕出许多黑血。不料黑血一吐，多年的沉疴顽疾也随之痊愈。华佗正是用心理治疗的方法"怒胜忧思"而治好了太守的"心病"与"身病"。

心理治疗的方法是极为多样的，目前常用的有 15 种之多，但目的都在于解决患者所面对的心理困难与心理障碍，减少焦虑、忧郁、恐慌等精神症状，改善患者的非适应性行为，包括对人事关系的看法，从而促进其人格成熟，使被施治者以较适当的方法、方式来处理心理问题，走出心理困惑，适应生活。因此，心理治疗的过程，主要是依靠心理学的方法来进行的，是与主要针对生理治疗的药物治疗或其他物理疗法不同的治疗方法。

二、心理治疗的目的

心理治疗的目的，概括论述，应该是指帮助人从生命的幽谷走出，重新迎向阳光。所以，所有可以使不安的灵魂恢复安定的

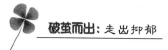

方式都应称为心理治疗。

在讨论心理治疗前，必涉及心理健康和心理异常问题。如果把心理健康界定为生活适应良好的状态，那么生活适应不好，包括情绪不稳定、工作能力失常、环境适应不良、人际关系存在问题、长期焦虑和忧郁等，都可称为心理不健康。让一个有心理障碍的人恢复生活适应的良好方法就是心理治疗。

三、心理治疗的种类

心理治疗的种类及实施方法的门类多种多样，可以说是百花齐放。本文心理治疗主要适用于临床抑郁症，因此通常有针对性地选用以下几种：支持性心理治疗、合理情绪疗法、疏导心理疗法、认知心理疗法、人际关系疗法、行为治疗法、放松疗法、生物反馈疗法。

（一）支持性心理疗法

支持疗法，又称支持性心理疗法，是一种以"支持"为主的心理疗法。其主要特点是运用施治者与求治者之间相互信任的关系，使求治者提高自信，发挥自己的潜力，面对现实，处理问题，克服心理上的困惑以渡过心理上的危机，避免精神崩溃，是最普通且运用最广泛的心理治疗疗法。

例如，当求治者面对严重的心理挫折或心理创伤，比如发现自身患了癌症而无法医治，或发现自己的配偶有不忠行为，或面对亲人伤亡的意外事件时，内心受到强烈刺激，难以承受，难于控制自己的情感，精神几乎处于崩溃状态，感到孤独、无助，需要依靠别人的"支持"来应对心理上的难关。这时就需要由施治者提供支持、安慰、同情、关心、体贴、鼓励，提供处理问题的方法与要诀等。

支持疗法的原则如下所示。

（1）提供适当的支持。主要指提供心理上所需的支持，且是适当支持，而不是包办。

（2）调整对挫折的看法。要协助求治者端正对待困难或挫折的态度，合理应对，走出困境。

（3）善于利用各种资源。这里说的"资源"，其范围相当广泛，包括家人与亲友的关心和支持，同事和单位支持。当一个人心理上受挫时，往往会忘掉自身可用的资源，经常低估自己的潜力，忽略别人可以提供帮助。心理医生应在这方面予以及时指导，助其渡过难关。

（4）进行适当的方法指导。心理医生要跟求治者一起分析，寻求应付困难或处理问题的恰当方法，并指导求治者正确选用科学而有效的适应方法。

（二）认知心理疗法

"认知"是指一个人对一件事或对象的认识和看法。不同性别、不同年龄阶段、性格各有差异的人们，对同一客观事件，可以有不同的认识和看法。如同样对一座有一定规模的现代化医院，心理健康的人、患病的人或者老年人、儿童认知各异。一般人把医院看成是"救死扶伤"的场所；患有难治疾病的患者或一些高龄老年人，不太愿意去医院，可能把医院看成"坟墓之门"；有些儿童根据既往诊病经验，怕穿白大褂的医师、护士打针，把医院看成"可怕的"场所。所以关键不在于医院客观上是哪种客体，而是被不同人看成了什么。不同的认知，就会滋生不同的情绪，从而影响人的行为反应。因此，认知心理疗法强调一个人的非适应性或非功能性心理与行为，常常是受不正确的或扭曲的认知影响而产生的。如果能更改或修正其扭曲的认知，则可改善他的心理与行为。所以，心理治疗重心在于更改或修正扭曲的认知而不是适应不良行为。正如认知心理疗法主要代表人物贝克所说："适应不良行为与情绪，都源于适应不良的认知。因此，行为疗法不如认知心理疗法。"

例如，有人一直处于负性的自我评价，认为自己表现得不够好，连父母也不欢喜自己，因此做什么事情都没有信心，很自卑，心情常常不好。认知心理疗法的策略，便在于帮助他改变负性的自我评价，重新构建认知结构，重新评价自己，重建对自己的信心，从而达到治疗的目的。

贝克指出，心理困难和障碍的根源来自异常或歪曲的思维方式，通过发现、挖掘并分析、批判这些思维方式，再代之以合理的现实的思维方式，就可以解除患者的痛苦，使之更好地适应环境。

从广义角度看，认知心理疗法包括所有能改变错误认知的方法，如说明、教育、批评、疏导、促膝谈心等。但作为一种特殊的治疗手段，相应地有其一套特殊方法、技术和程序。现将认知心理疗法常用的治疗技术简述如下。

1. 改变求治者的现实评价

人在药物作用、疲劳、意识清晰度下降或过分警觉的状态下，可以出现感知歪曲而影响对现实的评价。如"白云苍狗""杯弓蛇影""草木皆兵""空城计"等经典故事就是运用了认知的偏差。在异常认知方式的影响下，同样可以出现现实检验的错误。如偏执患者把别人的一言一行、一笑一颦都看成与自己有关；抑郁患者总觉得事事不如人，犹如行尸走肉；疑病症患者，把躯体的任何不适，都看成是严重疾病的征兆等。正常人能区分主观与客观、假设与现实，在接受假设之前，知道先对假设进行检验。但患者常把两者混为一谈，以致患者的认识评价不能正确反映现实。要帮助患者解决这一问题，必须要让患者充分认识到自己认知的局限性，要用认识论的原理来帮助患者认识以下问题。

第一，对现实的感知，不同于现实本身，最多只能接近现实。因人的感觉器官功能有限，不可能完全反映现实，在病态下尤其如此。

第二，对感知的解释，依赖于认知过程，如分析、结合、比较、抽象、概括、判断、推理等过程，这些过程易出错，任何生理、心理问题都影响认知过程。

2. 改变信条

人们主要根据自己的价值观念来调节自己的生活方式、人际关系，解释、评论外界事物，解释、评价自我与他人。

贝克称价值观为信条（rule）。他认为如果信条定得太绝对或使用不当，就会产生适应不良，结果导致出现焦虑、抑郁、恐怖、强迫等现象。

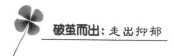

常见的信条有以下几种。

其一，危险与安全的信条。

人们常用自己的信条来估计环境的危险性和自己应付危险环境的能力，两者之比称为"危险度"。如果过高地估计危险度，会产生不必要的焦虑，使生活受限（如恐怖症、强迫症）；如果过低地估计危险度，则易发生意外。在临床治疗中所见到的问题，主要是过高地估计危险度，主要表现为害怕某种环境、人际敏感等。

其二，快乐与痛苦的信条。

它所引起的适应不良的主要问题，在于患者把快乐与痛苦绝对化，非此即彼，达到目标则快乐，达不到目标则痛苦。例如，有的学生认为"我不名列前茅就没有快乐"，有的运动员认为"只有金牌才是快乐的唯一源泉"，有的官员认为"没有名望，我就不快乐，不幸福"……

下面是这些人的典型信条。

● 要幸福，必须每件事都成功。

● 要幸福，人们都应该知道我的价值。

● 不在最前面，就是失败。

● 如果我有错误，就是失败。

● 一个人的价值取决于别人如何看待自己。

● 如果不同意我的看法，就是不喜欢我。

● 如果现在把握不住机会，以后会后悔的。

持有这些信条的人，多被别人或自己认为是很有才干的人，自尊心强，害怕失败，不满意自己，无休止地驱使自己去"奋斗"，所以神经和心理一直处于紧张状态，当然不可能有幸福可言。如果把某一事件的影响或某次失败当成灾难，认为自己是失败者，那么其自尊顷刻瓦解，而自卑、沮丧、焦虑、紧张、抑郁情绪便像滚雪球一样，越来越严重。

认知心理疗法，就是要帮助求治者，使其充分认识到人的能力的局限性，不可能十全十美、事事成功。要正确认识失败，认识到失败并不意味着以后永远不会成功，要记住"失败是成功之母"的教导。同时要合理降低自己的目标，降低自己的期望值，增强对失败的承受能力。

其三，该与不该的信条。

● 我应该最宽宏大量，体谅别人。

● 我应该做个好爱人、好朋友、好父母、好老师、好学生等。

● 我应该沉着应付各种挑战。

● 我应该永远快乐，不伤害别人的感情。

● 我应该知晓、理解和预示未来。

● 我应该知难而进，永远能控制自己的感情。

● 我应该自信能解决每一个问题。

● 我应该把每一件事都做好。

● 我应该永不疲倦，保持旺盛的精力。

"应该"就像无形的鞭子（"家法"），使"应该者"努力加码，给自己的心理上造成沉重的压力，给生活增添了无数的困难，整日为"应该"奔波，好像没有它，地球就不会转了，没有它，什么都做不成，无乐趣可言。

施治者要在以下几个方面做工作。

（1）分析"应该"信条的非现实性及给自己造成的压力，它

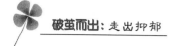

会妨碍重大目标的实现。

（2）了解人的局限性，不可能所做的一切都成功。

（3）各人有各自不同的价值系统，没有统一的"应该"模式。你认为应该的，别人不一定认为应该，不能把自我与他人的看法等同起来。

（4）改变"应该"信条，使之更现实，更富有弹性。

一般来说，求治者的主要问题，若跟非功能性的认知有关，则是异常认知导致的。如对人的偏见、对自己的自卑、对事情抱有错误或消极的态度等。这些情况均适合用认知心理疗法进行治疗。在临床上，认知心理疗法可用于各种神经症，但主要是用来治疗抑郁症，尤其是内因性抑郁症。

（三）疏导心理疗法

1. 关于疏导心理疗法的介绍

疏导心理疗法，又称言语疗法，是对患者阻塞的病理状态进行疏通和引导，使之畅通无阻，从而达到治疗和预防疾病，促进身心健康目的的一种心理治疗方法。

疏导心理疗法的工具就是语言。心理医生针对患者的不同病症和病情，以准确、鲜明、生动、灵活、亲切的语言帮助患者分析疾病产生的根源和形成过程、疾病的本质和特点，教给患者战胜疾病的武器和方法，帮助患者认清疾病的发展规律。激励、鼓舞患者增强同疾病做斗争的勇气和信心，充分调动患者的主观能动性，调动患者自身"生命能"，逐步培养、激发患者的自我领悟、自我认识和自我矫正的能力，促进患者自身心理病理转化，减轻、缓解、消除症状，改造个性缺陷，提高主动应付人脑应激反应的能力，巩固疗效。

疏导心理疗法是中国医学心理治疗方法，其理论基础是中国医学古籍《灵枢·师传篇》关于"人之情，莫不恶死而乐生，告之以其败，语之以其善，导之以其所便，开之以其所苦，虽有无道之人，恶有不听者乎"的观点。在古代，这一疗法的主要特点在于，使患者把认知和行动结合起来，调动自己的积极性和能动性，积极地防治疾病。其对患者的心理疏导主要有如下四点。

（1）告之以其败。指出疾病的危害，引起患者重视，并使患者对疾病有正确的认识。如指出抑郁症是情感障碍性心理疾病，属阶段性疾病，通过合理治疗完全可以治愈，恢复病前原有的健康标准。如不重视治疗，疾病可能继续发展，成为严重的抑郁障碍，到那时会明显影响生活和工作，严重者出现厌世情绪，做出自伤、自杀的极端行为。

（2）语之以其善。指出患者要与医生合作，及时治疗，并增强战胜疾病的信心。

（3）导之以其所便。指出治疗的具体措施，并指导患者如何调养。

（4）开之以其所苦。指出患者的消极心理状态，帮助患者从疾病的痛苦中解放出来。

近代我国心理医学工作者，继承中国医学优良传统，吸收国内外当代科技研究成果，引述控制论、信念论、系统论等原理，使疏导心理疗法广泛用于临床的心理治疗。该疗法对性变态、焦虑症、抑郁症、恐怖症、强迫症等心理疾病均有较好疗效，深受

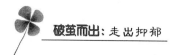

广大心理医生的欢迎。

2. 疏导心理疗法的阶段

疏导心理疗法一般分为三个阶段。

（1）疏导阶段。激发患者树立新的意向和自信心，促使患者具体地、真实地讲出病态心理和行为，形成自我认识及进行自我分析，促使病态心理转向正常。

（2）矫正阶段。利用厌恶条件反射，破坏患者原有的病态心理动力定型，继续疏导患者，使其能自我控制病态意向与观念，直至病态意向与观念完全消失为止。

（3）引导阶段。帮助患者建立正常的心理与行为的良好条件反射，巩固正常健康的心理动力定型,注意防止外界不良信息刺激，取得社会支持与配合。

3. 疏导心理治疗的一般操作程序

（1）正确的诊断。首先，要认真详细地倾听患者自述病情，认真深入会谈，并仔细观察其行为、情绪等反应。其次，可请具备书写能力的患者写一份病情材料，包括主要经历，如生活、学习、工作情况，个性特点，疾病的症状及发生发展情况，自我估计患病因素，治疗用药情况，个人既往史及家族史等。最后，通过体检、化验、心理测定等科技检出手段，为诊断提供科学依据。

（2）治疗步骤。第一步，向患者讲述心理、生理的一般知识，导致心理疾病的内外因素和一般规律,使其明白"心病需要心药医"的道理，初步建立治愈疾病的信心。第二步，重点阐述患者所患疾病的本质、特点和战胜疾病的方法。这是关键阶段。随着治疗的深入，多数患者需要多次、反复的阐述，并随病情好转逐渐被

予以认同。同时，要求患者口述和写出书面反馈材料，进一步达
到启发患者领悟的目的。第三步，在领悟认同的基础上，指导和
鼓励患者进行实践锻炼。行为实践治疗是艰难的，指导患者要一
步一步坚持下去，治愈的希望也就大了。

（3）巩固阶段。治疗结束后，要嘱咐患者回家后反复温习心
理医师的阐述，并坚持实践，以巩固疗效。一旦有病症复现或复发，
不要惊讶，不要气馁，用同样的方法战胜它。鼓励患者改造个性
缺陷，以断除病根。

（四）合理情绪疗法

1. 关于合理情绪疗法的介绍

合理情绪疗法是 19 世纪 50 年代由艾利斯在美国创立的。它
是认知心理疗法的一种，因其采用了行为治疗的一些方法，故又
称之为认知行为疗法。此疗法的基本理论主要是 ABC 理论。这一
理论是建立在艾利斯对人的基本看法上的。

艾利斯对人的本性的看法可归纳为以下几点。

● 人既可以是理性的，也可以是不理性的。当人们按照理性
去思考和行动时，就会很愉快，富有竞争精神并且行动有成效。

● 情绪是伴随人们的思维而产生的，情绪上或心理上的困扰
是由不合理的、不合逻辑的思维所造成的。

● 人具有生物学和社会学的双重倾向性，既有理性思维，也
有不理性思维，也就是说任何人都不可避免地具有或多或少的不
理性思维与信念。

● 人是会说话的动物，有自己的语言系统，而思维借助语言

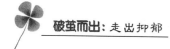

进行。不断地用内化语言重复某种不合理的信念，这将导致无法排解的情绪困扰。

● 情绪困扰的持续，实际上就是那些内化语言持续作用的结果。正如艾利斯所说的：“那些我们持续不断地对自己所说的话经常就是或者就变成了我们的思想和情绪。”

为此，艾利斯宣称：人的情绪不是由某一诱发性事件本身所引起的，而是由经历了这一事件的人对这一事件的解释和评价所引起的，这就成了 ABC 理论的基本观点。

在 ABC 理论模式中，A 是指诱发性事件（activating events）；B 是指个体在遇到诱发事件后，而产生的信念（beliefs），即他对这一事件的看法、解释和评价；C 是指特定情景下，个体的情绪及行为的结果（consequence）。

通常人们会认为人的情绪的行为反应是直接由诱发性事件 A 引起的，即 A 引起了 C。ABC 理论则指出诱发性事件 A 只是引起情绪及行为反应的间接原因。而人们对诱发性事件所持的信念、看法、解释 B 才是引起人的情绪及行为反应的更直接的原因。例如，两个人一起在街上闲逛，迎面碰到他们的领导，领导没有与他们俩招呼，径直走过去了。这两个人中的一个对此是这样想的：“他可能正在想别的事情，没有注意到我们；即使是看到了我们，也可能有什么特殊的原因。”而另一个人却可能有不同的想法：“是不是上次顶撞了他一句，他就故意不理我了？下一步可能就要故意找我的茬子了。”两种不同的想法就会导致两种不同的情绪和行为反应。前者可能觉得无所谓，仍继续做自己的事情；而后者则可能忧心忡忡，以至无法平静下来做好自己的工作。从这个简单的例子可以看出，人的情绪及行为反应与人们对事物的想法、看法有直接关系。在这些想法和看法背后，有着人们对一类事物的共同看法，这就是信念。对于这两个人的信念，前者在合理情绪疗法中被称为合理的信念，而后者则被称为不合理的信念。合理的信念会引起人们对事物适当、适度的情绪和行为反应；而不合理的信念则相反，往往会导致不适当的情绪和行为反应。当人们坚持某些不合理的信念，长期处于不良的情绪状态之中，最终将导致情绪障碍的产生。

2. 不合理信念的特征

韦斯勒（R. A. Wessler）经过归纳研究，总结出了不合理信念的几个特征。

（1）绝对化要求。这是指人们以自己的意愿为出发点，对某一事物怀有认为其必定会发生或不会发生的信念，它通常与"必须""应该"这类字眼连在一起。比如，"我必须获得成功""别人必须很好地对待我""生活应该是很容易的"等。怀有这种信念的人极易陷入情绪困扰中。客观事物的发生、发展都有其规律，是不以人的意志为转移的。就某个具体的人来说，他不可能在每一件事情上都获得成功，他周围的人和事物的表现和发展也不可能以他的意志为转移。因此，当某些事物的发生、发展与其对事物的绝对化要求相悖时，他们就会受不了，感到难以接受和难以适应，并陷入情绪困扰。

合理情绪疗法，就是要帮助患者改变这种极端的思维方式，认识其绝对化要求的不合理、不现实之处，帮助他们学会以合理的方法去看待自己和周围的人与事，以减少他们陷入情绪障碍的

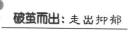

可能性。

（2）过分概括化。这是一种以偏概全的不合理思维方式的表现。艾利斯曾经说过："过分概括是不符合逻辑的，就好像以一本书的封面来判其内容好坏一样。"过分概括化的一个方面是人们对其自身的不合理评价。如当面对失败或极坏的结果时，往往会认为自己"一无是处""一文不值"，是"废物"等。以自己做的某一件事或某几件事的结果来评价自己整个人，评价自己作为人的价值，其结果常常会导致自责、自卑、自弃的心理及焦虑和抑郁情绪的产生。过分概括化的另一个方面是对他人的不合理评价，即若别人稍有差错，就认为他很坏、一无是处等，这会导致一味责备他人，以致产生敌意和愤怒等情绪。

按照艾利斯的观点来看，以一件事的成败来评价整个人，这无异于是一种理智上的法西斯主义。他认为一个人的价值，不能以他是否聪明、是否取得了成就等来评价，人的价值就在于他具有人性。因此，他主张不要去评价整体的人，而应评价人的行为、行动和表现。这也正是合理情绪治疗所强调的要点之一。因为在这个世界上，没有一个人可以达到完美无缺的境地，所以每个人都应该接受自己和他人是有可能犯错误的。

（3）极端化倾向。这是一种认为如果一件不好的事发生了，将是非常可怕，非常糟糕，甚至是一场灾难的认知。这将导致个体陷入极端不良的情绪体验，陷入耻辱、自责、自罪、焦虑、悲观、抑郁等恶性循环之中而难以自拔。当一个人说事情都糟透了的时候，对他来说，往往意味着碰到的是最坏的事情，是一种灭顶之灾。艾利斯指出，这是一种不合理的信念，因为对任何一件事情来说，都有可能发生比之更坏的情形，没有任何一件事情可以称之为是百分百糟透了的。当一个人沿着这条思路想下去，认为遇到了百分之百的糟糕的事或比百分之百还糟糕的事情时，他就是把自己引向了极端的、不良的情绪状态中。糟糕至极常常是与人们对自己、对他人及周围环境的绝对化要求相联系而出现的，即在人们的绝对化要求中认为的"必须"和"应该"的事情并非像他们所想的那样发生时，他们就会感到无法接受这种现实，因而就会走向极端，认为事情已经糟糕到了极点。

在人们的不合理的信念中，往往都不难找到上述几种特征。每个人都会或多或少地具有不合理的思维和信念，而对于那些有严重情绪障碍的人，这种不合理思维的倾向尤为明显。情绪障碍一旦形成，往往是难以自拔的，此时就亟须进行治疗。

合理情绪疗法认为，人们的情绪障碍是由人们的不合理信念所造成的，因此这种疗法就是以理性治疗非理性，帮助求治者以合理的思维方式代替不合理的思维方式，以合理的信念代替不合理的信念，而最大限度地减少不合理的信念给情绪带来的不良影响，通过以改变认知为主的治疗方式，来帮助求治者减少或消除他们已有的情绪障碍。

3. 合理情绪疗法的治疗程序

第一步：向求治者指出其思维方式和信念的不合理性，帮助他们弄清楚为什么会变成这样，怎么会发展到目前这样。讲清楚不合理信念与他们情绪困扰之间的关系。第一步可以直接或间接地向求治者介绍 ABC 理论的基本原理。

第二步：要向求治者指出，他们的情绪困扰之所以延续至今，

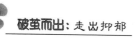

不是由于早年生活的影响，而是由于现在他们自身所存在的不合理信念，对于这一点，求治者自己应当负责任。

第三步：用与不合理信念辩论的方法，帮助求治者认清其信念的不合理性，进而放弃这些不合理信念，帮助求治者产生某种认知层次的改变。这是治疗中最重要的一环。

第四步：不仅要帮助求治者认清并放弃某些特定的不合理信念，而且要从改变他们常见的不合理信念入手，帮助他们以合理的思维方式代替不合理的思维方式，以避免再做不合理信念的受害者和牺牲品。

这四步一旦完成，不合理信念及由此而引起的情绪困扰和障碍即将消除，求治者就会以较为合理的思维方式代替不合理的思维方式，从而较少受到不合理信念的困扰。

4. 与不合理信念的辩论

在合理情绪治疗的整个过程中，与不合理的信念辩论一直是施治者帮助求治者的主要手段和方法。这几乎适用于每个求治者，而其他方法则可视求治者情况而灵活选用。

因"辩论"一词的英文字头是 D（disputing），"效果"一词的英文字头是 E（effects），加入这两个字母后的整体模式就成为ABCDE 了。即：

● A（activating events）：诱发性事件。

● B（beliefs）：由 A 引起的信念（对 A 的评价解释等）。

● C（emotional and behavioral consequences）：情绪和行为的后果。

● D（disputing irrational beliefs）：与不合理的信念辩论。

● E（new emotional and behavioral effects）：通过治疗达到新的情绪及行为的治疗效果。

在治疗过程中，合理情绪疗法最常用的技术就是与不合理的信念辩论的技术，其次是合理的情绪想象技术和认知的"家庭作业"以及为促使求治者很好地完成"作业"而提出相应的自我管理方法。艾利斯曾指出，合理情绪治疗可以倾向于采用多种多样的技术方法，只要这些方法适用于合理情绪治疗的框架，就都是允许的。

与不合理信念辩论技术是艾利斯所创立的。采用这一辩论方法的施治者必须积极主动地、不断地向求治者发问，对其不合理的信念进行质疑。提问的方式可分为质疑式和夸张式两种。

通过辩论，求治者认识到以下内容。

①那些不合理的信念是不现实的、不合逻辑的东西。

②那些信念是站不住脚的。

③什么是合理的信念，什么是不合理的信念。

下面选用一个例子来说明施治者是如何通过辩论纠正求治者的错误观念的。

求治者某女，近来一段时间企图自杀但没有成功。不过仍有自杀念头，她觉得已无指望了，因为丈夫对她不忠。认知治疗专家对她进行了治疗，其中有如下一段对话。

施治者："你为什么想结束自己的生命？"

求治者："没有 H（她的丈夫），我活着也没有意思。没有他，我也就没有什么快乐。可他要离开我了。"

施治者："你的婚姻状况怎么样？"

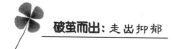

求治者："一开始就不好，H总是对我不忠。5年了，我们见面的日子屈指可数。"

施治者："你说你没有H，你没法活了，那么你和他在一起时，你觉得快活吗？"

求治者："不，我们总是吵架，我心情很不好。"

施治者："你说没有H，你活着没有意思，那么在你认识他之前，你觉得你过得有意思吗？"

求治者："我觉得过得很好。"

施治者："要是你在认识他以前觉得过得还好，为什么你还认为非有他不可，没有他，你就活不下去了呢？"

求治者（很为难）："唔。"

施治者："你认识H以前和别的男人常来往吗？"

求助者："我那时和很多人相处都很好。"

施治者："那为什么现在你失去了H就不能与别人再好好相处呢？"

求治者："因为现在我对别人没有什么吸引力了。"

施治者："你结婚后，有没有什么男人仍对你有好感？"

求治者："不少男人追求过我，但我没有理睬他们。"

施治者："要是他们知道你离了婚，是不是会觉得再追求你就有可能获得成功呢？"

求治者："我不知道，我想可能吧。"

施治者："你说你不能没有丈夫，可你说你5年中，都没怎么见过他，是吗？"

求治者："是的，有1年当中我只见过他2次。"

施治者："你和他没有和解的可能吗？"

求治者："不可能了，他已有了另一个女人，他不再需要我了。"

施治者："那么要是解除了这桩婚姻，你实际上会失去什么呢？"

求治者："不知道。"

施治者："你要是离了婚，是不是可能过得更好些？"

求治者："我没法保证。"

施治者："你是否有过真正的婚姻？"

求治者："我想没有。"

施治者："要是你从来没有过真正的婚姻，那么你结束你现在的婚姻时，你实际上不是什么也没有丧失吗？"

求治者（停顿了很长时间）："我想没有丧失什么。"

经过此次谈话，求治者不再那么抑郁、沮丧了，并克服了自杀念头。在以后的谈话中，施治者提出关键问题，使她改变了看法，那就是在她认识 H 以前，生活得很快活，现在失去了 H 怎么会活不下去呢？求治者最终还是离了婚，过上了比较安定的生活。

（五）人际关系疗法

1. 人际关系的分类

所谓人际关系，即人与人之间的关系，是人与人交往过程中所产生的各种社会关系的总和。不同的发展阶段，会形成不同的人际网络。从整体上看一般有三类。

（1）以感情为基础的各类关系，包括亲情、友情和爱情。

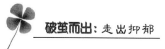

（2）以利害关系为基础的同事、上下级等关系。

（3）缺乏任何基础的陌路关系。

我们最早产生的、最持久的人际关系即感情型人际关系。形成此类人际关系需要两大条件：人际吸引和人际交流。

人际吸引是由于人与人之间彼此注意、欣赏、倾慕等心理上的好感，进而彼此接近，以建立感情关系历程。人际吸引是发展人际关系的前提。

人际交流则是人际关系形成的实质条件，这是一个动态的相互作用的过程。人与人之间最终能形成以情感为基础的人际关系，交流非常关键。

2. 人际交往中常见的心理方法

人际交往中常见的几种心理方法有以下内容。

（1）首因效应。人与人第一次交往中留下的印象，在对方头脑中形成并占据主导地位，这种效应即称为首因效应。这就是我们常说的"给人留下一个好印象"，一般就是第一印象，这里就存在着首因效应的作用。首因效应在人际交往中对人的影响较大，是交际心理中较重要的名词。

因此，在交友、招聘、求职、面试等社交活动中，展示给人一种极好的形象，能为以后的交流打下良好的基础。

（2）近因效应。近因效应与首因效应相对，是指交往中最后一次见面，给人留下的印象。这个印象在对方的脑海中也会存留很长时间。多年不见的朋友，在自己的脑海中印象最深的，其实就是临别时的情景。一个朋友总是让你生气，可是谈起生气的原因，大概只能说上两三条。这些都是一种近因效应的表现。利用近因效应，在与朋友分别时，给予他良好的祝福，你的形象会在他的心中美化起来。有可能这种美化将会影响你的生活，因为你有可能成为一种"光环"人物，这就是光环效应。

（3）光环效应。当你对某个人有好感后，就会很难感觉到他的缺点存在，就像一种光环在围绕着他，你的心理就是光环效应。"情人眼里出西施"就是光环效应的经典描述。情人在相恋时候，很难找到对方的缺点，认为他（或她）的一切都是好的，做的事都是对的，就连别人认为是缺点的地方，在对方看来都是无所谓的，这就是光环效应的表现。可见，光环效应有一定的负面影响，在这种心理作用下，你很难分辨出好与坏、真与伪，容易被人利用。所以，我们在社交过程中，"害人之心不可有，防人之心不可无"，应具备一定的防范意识，即人的设防心理。

（4）设防心理。在两人独处的时候，我们不时会有些防范心理。在人多的时候，你会感到"没有自己的空间"；想着自己被忽视了；想着自己的物品是否安全；把自己的日记锁得很紧，怕别人夺走你的秘密。为了这些，就要设防。这种设防心理在交往过程中会起到一种负面的作用，它会阻碍正常的人际交流。

这只是人际交往过程中表现出来的几种心理。留心身边的人和事，你会对交往有更多的认识。愉快的人际关系会带给你朋友和自信，有助于良好身心健康的建立。

3. 处理人际关系的基本心理学原则

处理人际关系，有以下4条基本心理学原则，必须遵守。

（1）充分尊重对方的内心秘密或隐私。

（2）会话交谈时，目光注视对方。

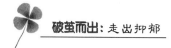

（3）在听到对方的内心秘密后，不要泄露给他人。

（4）不在背后批评别人，保住对方面子。

其中"会话交谈时，目光注视对方"是人际交往中视线的运用。眼睛是心灵的窗口，目光是感情的窗口，视线相接触是感情交流的开端。因此，在社交生活、人际关系沟通方面，视线的运用、控制和训练是很重要的。从视线的移动和变化中，可以了解他们的情感及性格倾向。例如，给女性看一张"抱着婴儿的年轻母亲"的照片，大多数女性的瞳孔会放大。瞳孔放大，表明对方对某种事物产生兴趣或引起了感情的波动。这在男女相亲时或营业销售手段中，都得到了有效的应用。从视线的移动和变化中，可以大致判断一个人的性格。

● 依存心较强的人，视线容易合拢，也容易被说服或劝诱。

● 独占欲、支配欲强烈的人，视线居高临下，视线持续凝视10秒钟以上并且带有征服、审视的味道，常常给人带来不快感。

● 目光温柔并有节奏地注视着对方的人，一般来说性格开朗，容易交往，是可以信赖的人。

● 视线躲闪或避开的人，一般来说性格内向或具有不适应感觉。有自闭倾向的人，视线不会与他人接触。

4. 制造良好的会话气氛

人际沟通的另一个重要手段是会话。要创造出良好的会话气氛，应遵循以下4条准则。

（1）积极和明确的说话方式。

（2）对他人的话，必要时加以赞许或肯定。

（3）适当加以提问，给别人以某种暗示。

（4）在倾听对方谈话时，适当地予以反馈（例如前倾的姿势、视线的注意、点头或微笑）。

人际交往是人们社会生活的重要内容之一，自我发展心理的调适，信息的沟通，各种不同层次需求的满足，人际关系的协调，都离不开人际的交往。每个人都希望善于交往，都希望通过交往建立起和睦的家庭关系、亲属关系、邻里关系、同学关系、同事关系……而这些良好的社会关系，可以使个人在温馨怡人的环境中愉快地学习、生活和工作。但在实际的交往过程中，总是或多或少存在一些不尽如人意之处，影响着人际交往的正常进行。

为什么有的人不能从人际交往中得到快乐呢？在人际交往中，有些人过分留心、猜疑，总怕吃亏上当，处处算计，不能坦诚接纳别人，不能展现真正的自我，这当然得不到快乐。可以说，这样的人还没有领悟人际交往的真正内涵。因此，他无法体验到人际交往中的快乐。两人互相交换一个主意，一人就有两个主意。这个是交往的实质内涵的一个体现。此外，交往的意义还在于扩大个人的心理空间，减少彼此的心理距离，建立友好的"我们感"。这些都是人的一种心理需要和社会需求。

消极的心态，消极的情绪，如焦虑、抑郁、不快、痛苦、愤怒、悲观、失望等，都会影响人际交往的正常进行，这点不言而喻。这种消极情绪，可能来自某种压力，或遇某事件的挫折，或是某种情感的丧失等。每个人都要学会在生活中应对这些不良的情绪，走出心境困惑，否则就会长期处于失衡与迷失状态之中，人生的体味只有孤独、痛苦、受挫感和失败感。

现代社会，主张个性独立，人际交往也日益复杂，比如说在

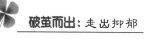

一些场合或与某些人的临时性交往中，需要有一些表面的客套、应酬。但是要建立和发展深入持久的人际交往，最重要的还是坦诚相见，表达真实的自我。人们并不喜欢那些假扮的圣人。当然，对自己身上存在的缺点，理应努力克服和改正。一个人在人际交往中要不断审视、认识自己和他人，不断领悟人生，这是人际交往的内涵所在。

人要有自知之明，征服世界不易，但征服自己更难。一个人最难认识的是自己，更何况要战胜它呢？但我们不能因为有困难，就不付出努力，我们应有"虽不能至，然心向往之"的精神。

5. 如何在人际交往中留给对方美好的印象

人际交往过程中要想给对方留下阳光美好的印象，必须做到以下几点。

（1）给人以真诚的笑容。

如果你与人交往时，展露出真挚的表情，则会使对方感受到你的诚意。当你想对方热情欢迎你时，你就要给对方留下一个阳光美好的印象，要保持一种愉快的心情。只有心情愉快，笑容才会自然地浮到脸上来。诚挚的笑容可以使你在交往中获得很大收益。

（2）要尊重、关心和体谅他人。

一般来说，富有同情心和怜悯心的人，较易受人欢迎、尊重；反之，不尊重他人人格，对人缺乏感情，不关心他人喜怒哀乐的人，常不易和别人友好相处，当然，更谈不上受人喜欢和尊重了。古训云："不近人情，举世皆畏途；不察物情，一生俱梦境。""世事洞明皆学问，人情练达即文章。"如果一个人经常表现出以自我为中心，则在感情与思想上难与他人沟通，也就无法得到他人的关切与爱戴。你若对他人能发自内心地关怀或体谅，替他人解决实际问题，那你也会得到相同的回报。

（3）要勇于接受自己相貌。

有些人终日为自己"其貌不扬"而长吁短叹，非常自卑，常欲整容换貌，甚至产生厌世之念。其实这是一种不正常的心理状态，是歪曲的认知。每个人的长相都是天生的，要想别人能够接受你，首先要自己能够接纳自己。世界上相貌十全十美的人毕竟是极少数的，历史上的美人亦屈指可数。但我们每个人在性格和外貌方面都有独特的优点，人们更多关注的是人的"内在才华""内在真善美"。要认识到"金无足赤，人无完人"，要"避己之短，扬己之长"，这能增加你的个人魅力。

（4）要勇于流露自己的真情实感。

有的人城府很深，从不将自己的真实情感流露于外表，对任何事都不露声色，容易给人造成阴险的印象。一个经常压抑真情实感和隐藏内心世界的人，必会被他人视为冷漠无情而且难于接近。因此，一个人应善于表达自己的真情实感，使他人也同你一样感你所感，忧你所忧，这样才能在人际交往中做到畅通融合。

（5）要在谈话中善于聆听。

你要获得别人的欢迎，必须学会听人说话。

（6）对别人要以诚相待。

信任是建立友谊的桥梁。我们要想获得他人的信任，首先就要信任他人，而不要总怀戒心，以为别人会坑害或利用自己。我们只要以热心、诚意来对待任何人，"路遥知马力，日久见人心"，必会获得别人对你的关心、信任和赞美。对别人缺乏信任的人，

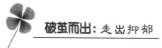

到头来也无法使别人信任你。

（7）要经常保持幽默感。

一个懂得在适当的场合、适当的时间，表现自己的幽默感，使他人莞尔一笑或开怀大笑的人，是最受欢迎的人。

（8）诚心赞美别人的长处。

人人都喜欢被人尊崇。因此，不要吝啬你的赞美，你赞美别人，给别人快乐，你就会拥有朋友。

（9）要充满自信，意气风发。

一个人的姿势，最能充分显露出他的内心情绪，这是一种躯体语言。意气风发，步履矫健，爽朗热情，能够使人感到你有足够的自信心和进取精神，他们必定会愿意与你相处。

（10）要穿着大方。

穿着大方，能给人以美感，更能提高你的自信心，给自己一个良好感觉，对别人也会有吸引力。

（11）守诺言，讲信用。

给人以诚实可信、负责任的印象，别人则愿意与你相处。

（12）要知识面广，兴趣广泛。

人们往往喜欢那些知识渊博的人，与他们相处则精神上也会受益匪浅，如沐春风。这个世界上最美的东西，就是人与人之间的情感联结。而人与人之间的情感联结就是通过人际交往、人际沟通来实现的。沟通的过程使积极的情感体验加深，使消极的情感体验减弱。人际交往的沟通过程，使人生真正变得丰富多彩，使人的有限生命走向无限。

在人际交往中，掌握一定的交际心理和交际方法，你就可以在芸芸众生中脱颖而出,克服众多不利于人际交往的负性东西,成为人际交往的优秀的焦点人物。

(六) 行为治疗法

1. 理论渊源

行为治疗法是以减轻或改善患者的症状或行为为目标的一类心理治疗的总称。行为治疗法开展得比较早,已有百年的历史,具有针对性强、易操作、疗程短、见效快等特点。以实验心理学及心理学中行为学派的理论和观点为基础,其理论渊源主要来自4个方面。

(1) Pavlov 经典条件反射学说,是有关实验性神经症模型的理论,强调条件化刺激和反应的联系及其后续反应的规律,解释行为的建立、改变和消退。

(2) Skinner 的操作条件反射学说,阐明"奖励性或惩罚性"操作条件对行为的塑造。

(3) Bandura 及 Watson 的学习理论中,前者强调社会性学习对行为的影响,后者认为任何行为都是可以掌握或弃除的。

(4) Janet 的再教育论认为病态行为可通过教育进行改变和改造。

2. 行为治疗的适应范围有以下内容

● 恐怖症、强迫症和焦虑症等神经症。

● 抽动症、肌痉挛、口吃、咬指甲和遗尿症等不良习惯。

● 贪食症、厌食症,以及烟酒和药物成瘾等自控不良行为。

● 阳痿、早泄、阴道痉挛、性快感或性兴趣缺乏等性功能

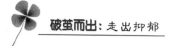

障碍。

● 恋物癖、异性服装癖、露阴癖等性变态。

● 慢性精神分裂症和精神发育迟滞的某些不良行为。

● 轻性抑郁状态及持久的情绪反应等。

● 考试综合征、学习障碍、电视综合征、电子游艺综合征、办公室心理压迫综合征等。

● 高血压、心律不齐等。

3. 行为疗法的常用临床方法

（1）系统脱敏疗法。系统脱敏疗法，又称交互抑制法。利用这种方法，主要是诱导求治者缓慢地暴露出导致焦虑或恐怖的情境，并通过心理的放松，来对抗这种焦虑或恐怖情绪，从而达到消除焦虑或恐怖反应的目的。

比如，对一个过分害怕猫的人，在施行行为治疗时，便先让她看猫的照片，读写猫的文章；等到看惯了，不害怕了，再让她接触形象逼真的猫的玩具；再让她靠近笼子里的猫，接着慢慢伸手去摸，最后去抱猫。经过这些步骤，逐渐除去患者怕猫的情感反应。这种训练要有步骤、有计划，循序渐进，反复多次训练，才能达到脱敏效果。

（2）满灌疗法。满灌疗法，又称暴露疗法、冲击疗法和快速脱敏疗法。它是鼓励求治者直接接触引致恐怖焦虑的情景，直至紧张感觉消失的一种快速行为治疗法。

例如，对一个怕看惊险电影患者，建议其反复看惊险影片多次，恐惧的情绪即可消失。当第一次看影片时，不敢看惊险情节，结束后或当晚在睡梦中还有些害怕；多次重复看片以后，患者不仅不害怕，而且会感到索然无味，甚至在电影院内要打瞌睡了。

（3）厌恶疗法。厌恶疗法，又称对抗性条件发射法。它是利用惩罚的厌恶性刺激，以消除或减少某种适应不良行为的治疗方法。它的特点：治疗期短，效果好。如对 6～7 岁仍未断奶的小孩，采用在母亲乳头上涂黄连或难看的颜色的办法，使儿童产生厌恶感，以达到断奶的目的。

（4）逆转意图法。逆转意图法，又称矛盾意向法。它是施治者让求治者故意从事其感到害怕的活动，从而使求治者对该行为的发生感到无所谓，达到使害怕反应不再发生的目的的一种心理治疗方法。

如，对一位失眠求治者，采用逆转疗法治疗时，让其故意坚持不睡，躺在沙发上或床上，不看电视，不看报，保持清醒，通宵达旦，不准入睡，而白天要求照常从事活动。如此数日，当求治者无论如何也抵制不住睡眠的需要时，在经过补偿性睡眠后，再让其恢复正常的作息时间。

（5）模仿学习疗法。模仿学习疗法，又称示范疗法。它是通过模仿学习获得新的行为反应倾向，来帮助某些具有不良行为的人，以适当的反应取代其不适当的反应或帮助缺乏某些行为的人学习那种行为。

榜样的力量是无穷的。该方法适用于儿童行为障碍者的集体治疗。通过与正常适应良好行为者相处，潜移默化，耳濡目染，以消除不良行为，模拟正常行为。在对儿童孤独症的治疗上，疗效明显。

（6）强化疗法。强化疗法，又称操作条件疗法。它是指系统

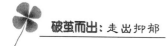

地应用强化手段去增进某些适应性行为，以减弱或消除某些不适应行为的心理治疗方法。如，一小女孩在公开场合唱歌，观众的掌声和赞扬声，激发她唱得更欢；一小孩因撒谎而遭其家长严厉训斥或挨揍，使他不敢撒谎了。这些都是强化结果。

（7）放松疗法。放松疗法，又称松弛疗法。它是一种通过训练有意识地控制自身的心理和生理活动，降低唤醒水平，改善机体功能紊乱的心理治疗方法。实践证明，心理和生理的放松，均有利于身心健康，起到治疗作用。像中国的气功、印度的瑜伽术、日本的坐禅、德国的自主训练、美国的渐进松弛训练及超然沉思等，都是以放松为主要目的的自我训练。

（8）生物反馈法。它是利用现代生活科学仪器，通过人体内生理或病理信息的自身反馈，使患者经过特殊训练后，进行有意识的意念控制和心理训练，从而消除病理过程，恢复身心健康的新型心理治疗方法。

第三节　抑郁症的药物治疗

一、抗抑郁药概论

（一）第一代抗抑郁药

丙米嗪（imipramine）是 20 世纪 50 年代初（1957 年）第一个被证明有抗抑郁效应的三环类抗抑郁药（TCA），开创了抑郁症药物治疗的先河。江开达主编的《精神药理学》第 2 版记载，在丙米嗪问世前，第一个用于治疗抑郁症的药物是异丙烟肼，系由异烟肼合成。该药具有抑制单胺氧化酶，阻止利舍平诱导的镇静和兴奋精神的作用。已经证明异丙烟肼能有效治疗抑郁症，但其肝脏毒性和高血压危象等不良反应限制了它的临床应用。继异丙烟肼之后，出现了丙米嗪。丙米嗪最初从氯丙嗪中合成。原以为其具有抗精神病作用，但临床使用后发现，该药具有抗抑郁作用，且较异丙烟肼更安全。随后又合成了结构上类似于它们的药物，或者归入单胺氧化酶抑制剂，或者归入三环类（TCAs），形成了第一代抗抑郁药。

TCA 在 20 世纪 70 年代广泛用于治疗各种抑郁症，一直沿用至 20 世纪 90 年代，疗效获得肯定，能使 70.0% 左右的抑郁症患者病情获得较好缓解，50.0% 左右完全缓解，但副作用较多，有

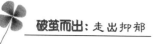

如下缺点。

①约有 30.0% 患者疗效不佳。

②有明显抗胆碱能不良反应，很多患者因不能耐受，降低了治疗依从性。

③有心脏毒性，过量时可危及生命。

④起效慢，一般需要 2 周以上。

第一代抗抑郁药的出现，不仅对精神科临床具有重要影响，也促使研究者们通过深入研究它们的药理机制，从反向来推测抑郁症的病因。近 10 多年来，抗抑郁新药研究发展迅速。研究发现目前所有的抗抑郁药物，均具有一个共同的作用机制，即通过抑制单胺的代谢（MAOIs 的作用）或抑制转运体的再摄取（TCAs 的作用）来升高细胞外单胺能神经递质的浓度，其中对去甲肾上腺素（NE）和 5– 羟色胺（5–HT）的影响最为明显。

（二）第二代抗抑郁药

在对第一代抗抑郁药物全面认识的基础上逐渐发展了选择性更强的第二代抗抑郁药物。大多数第二代抗抑郁药物选择性作用 5–HT 转运体，称为选择性 5–HT 摄取抑制剂，如氟西汀、帕罗西汀、氟伏沙明、舍曲林、西酞普兰。此外，还有选择性 NE 再摄取抑制剂，如瑞波西汀和主要作用于多巴胺受体的安非他酮。还有部分阻滞 NE 和 5–HT 再摄取的作用较弱，甚至有完全不同的药理作用的药物，如安非他酮、米氮平、奈法唑酮、曲唑酮和文拉法辛，这些组成了非典型抗抑郁药。

最近开发的选择性抑制单胺氧化酶不同亚型活性的 MAOI，

如吗氯贝胺（moclobemide）和氯吉兰（clorgyline），为可逆性选择性 A 型 MAOI，被归入新抗抑郁药，也属于第二代抗抑郁药。

（三）第三代抗抑郁药

近年来有报道，把 NA/5–HT 再摄取抑制剂中的文拉法新和 NA/5–HT α_2 阻滞剂米氮平称为第三代抗抑郁药。认为米氮平与文拉法辛疗效相当，耐受性更好，起效更快，5–羟色胺能副作用更少。

第三代药物与第二代药物相比，更加注重作用的选择性和多重性。5–HT 和 NE 再摄取抑制剂文拉法辛、米那普仑、度洛西汀即属于这类药物，它们主要抑制 5–HT 和 NE 转运体，基本无抗胆碱能作用和抗组织胺作用。其他具有多重作用机制的药物还有奈法唑酮和米氮平。奈法唑酮对 5–HT 和 NE 转运体具有抑制作用，同时可以拮抗 5–HT2A 受体和 α_1 肾上腺素能受体。米氮平主要通过直接对多个受体位点进行作用而起治疗作用，它可以阻断 NE 能神经元 α_2 自身受体，拮抗 5–HT2 和 5–HT3 受体等。

二、抗抑郁药的分类

对于抑郁症的发病机理，目前尚不清楚，许多研究提示中枢神经系统单胺类神经递质功能下降为其主要病理改变，故各种抗抑郁药的作用机制均为通过不同途径提高神经元突触间隙单胺类神经递质的浓度，以达到治疗目的。根据药物作用机制，江开达主编的《精神药理学》第 2 版中提出了以下分类。

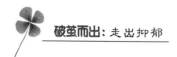
1. 三环类抗抑郁药（TCAs）

三环类抗抑郁药主要通过对突触前单胺类神经递质再摄取抑制，使突触间隙 NE 和 5–HT 含量升高，而达到治疗目的。TCAs 对上述两种神经递质的作用选择性不高。此外，对突触后 α_1、H1、M1 受体阻断作用常可导致低血压、镇静、口干和便秘等不良反应。

TCAs 中的丙米嗪、阿米替林、多塞平、氯米帕明，而马普替林，属四环类抗抑郁药，但其药理性质与 TCAs 相似。TCAs 不良反应较多，且耐受性差，过量服用可导致严重的心律失常，有致死性。美国疾病控制与预防中心的分析结果显示，TCAs 处方量与自杀率呈正相关，而其他抗抑郁药如米氮平和文拉法辛等处方量与低自杀率相关。因此，TCAs 必然会被疗效更好、不良反应更少的药物所取代。但因其临床疗效较好，起效相对较快，伴有焦虑的抑郁患者，特别是住院患者，在严密监视下，仍可选用。

2. 单胺氧化酶抑制剂

单胺氧化酶抑制剂（MAOIs）通过抑制中枢神经系统单胺类神经递质的氧化代谢而提高神经元突触间隙浓度。单胺氧化酶有 MAOI—A 和 MAOI—B 两个亚型。早年使用的 MAOIs 抗抑郁药以苯乙肼为代表，对两种 MAOI 亚型没有选择性。因其与多种药物和食物相互作用，且易导致高血压危象和肝损害，目前已不用于临床。改进的单胺氧化酶药物对单胺氧化酶两个亚型有选择性，且对单胺氧化酶的抑制作用具有可逆性，不良反应明显减少，不会引起高血压危象（"乳酪效应"），其代表为吗氯贝胺。此药不宜与其他类型的抗抑郁药和抗精神病药合用。若换用其他抗抑郁药，该药需停药 2 周以上。

3. 选择性 5–HT 再摄取抑制剂（SSRIs）

选择性 5–HT 再摄取抑制剂的主要药理作用是选择性抑制 5–HT 再摄取，使突触间隙 5–HT 含量升高。与 TCAs 比较，SSRIs 急性期和长期治疗的疗效具有高度安全性和耐受性，心血管系统的安全性高，对焦虑症状的疗效好，对老年患者的疗效好，成为全球公认的一线抗抑郁药。此类药物包括氟西汀、帕罗西汀、氟伏沙明、舍曲林、西酞普兰和艾司西酞普兰。

4. 选择性 5–HT 与 NE 再摄取抑制剂（SNRIs）

代表药物为文拉法辛、度洛西汀和米那普仑，具有 5–HT 与 NE 双重摄取抑制剂的作用，文拉法辛高剂量时对 DA 摄取有抑制作用，对 M1、H1、α_1 受体作用较微弱。相应的不良反应少。此药物特点是疗效与剂量有关，低剂量时，作用谱和不良反应与 SSRIs 类似；剂量增高后，作用谱加宽，不良反应也相应增加。

5. 5–HT2a 受体拮抗剂及 5–HT 再摄取抑制剂（SARIs）

代表药物为曲唑酮，特点是镇静和抗焦虑作用比较强，没有 SSRIs 类药物的不良反应，特别对性功能没有影响。

6. NE 与 DA 再摄取抑制剂（NDRIs）

代表药物为安非他酮，其抗抑郁疗效与 TCAs 相当，并可减轻对烟草戒断症状的渴求，可用于戒烟。药物对食欲和性欲没有影响，但高剂量时可诱发癫痫。

7. NE 能和特异性 5–HT 能抗抑郁药（NaSSAs）

代表药物为米氮平，另一药物米安色林有类似机制。NaSSAs 主要通过阻断中枢突触前 NE 能神经元 α_2 自身受体及异质受体，

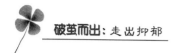

增强 NE 和 5-HT 从突触前膜的释放，增强 NE 和 5-HT 传递及特异阻断 5-HT2 和 5-HT3 受体。此外，对 H1 受体，也有一定的亲和力，同时对外围 NE 能神经元突触 α_2 受体也有中等程度的拮抗作用。

8. 选择性去甲肾上腺素再摄取抑制剂（NRIs）

代表药物为瑞波西汀。NRIs 阻断 NE 回吸收泵，增加 NE 的含量。由于在额叶皮质处 NE 的回吸收使 DA 失活，因此该药可通过抑制 NE 的回吸收增加 DA 的含量。

9. 5-HT 再摄取激动剂（SSRAs）

代表药物为噻奈普汀。它是一种作用机制不同于现有抗抑郁药的非典型药物。其药理作用独特，可以增加突触前 5-HT 的再摄取，增加囊泡中 5-HT 的贮存，且改变其活性，使突触间隙 5-HT 浓度减少，而对 5-HT 的合成及突触前膜的释放无影响。在大脑皮质，增加海马锥体细胞的自发性活动，并加速其功能抑制后的恢复，加强皮层及海马神经元再摄取 5-HT 的能力，对皮层下的 5-HT 神经元（例如网状系统）无影响，具有良好的抗抑郁作用。能改善抑郁症伴发的焦虑症，不良反应少，肝脏首过效应少，与其他药物不易产生相互作用。

10. 褪黑激素（MT1、MT2）受体激动剂及 5-HT2c 受体拮抗剂

代表药物为阿戈美拉汀，它是第一个靶向褪黑激素的抗抑郁药，其药理作用是将褪黑激素受体激动剂活性与 5-HT2c 受体拮抗剂的性能结合起来。目前的临床研究试验显示阿戈美拉汀的有效性与目前最畅销的 SSRI 和 SNRI 不相上下。对抑郁症状疗效好，起效快，同时改善伴随的焦虑症状。而且阿戈美拉汀兼有改善睡

眠的作用，对白天的警觉性无影响。该药不良反应少，不引起体质改变。常见的不良反应有头痛、恶心和乏力等。对肝脏功能、肾脏功能、心电图等均无影响，尤其对性功能影响少。

11. **植物提取类抗抑郁药**

目前世界上广为应用的是贯叶连翘（圣·约翰草），其活性成分是金丝桃素，具有多种抗抑郁机制，同时抑制突触前膜对 NE、5–HT 和 DA 的重要吸收，使突触间隙内三种神经递质浓度增加，同时还轻度抑制单胺氧化酶和儿茶酚胺氧位甲基转移酶，从而抑制神经递质过度破坏。常见不良反应有光敏增加，罕见胃肠道不适。妊娠前三个月和哺乳期慎用。因影响肝药酶而降低环菌素和双香豆素的治疗作用。有几宗随机对照研究报告认为，金丝桃属植物的疗效相当于 SSRIs 中的氟西汀、帕罗西汀和舍曲林。

三、主要的抗抑郁药

（一）三环类抗抑郁药（TCAs）

丙米嗪（imipramine）

【药代动力学】口服易吸收，有首过作用。T_{max}（达峰时间）为 $1 \sim 4h$，$T_{1/2}$（半衰期）为 $19 \sim 24$ h，有效血浓度为 $150 \sim 225mg/mL$，血浆蛋白结合率为 90.0%。分布以脑、肾、肝中较多，脑中以基底节最多。由细胞色素酶 1A2、2C、2D6、3A4 等催化代谢生成活性代谢产物去甲丙米嗪、2– 羟丙米嗪和 2– 羟去甲丙米嗪等，与葡萄糖醛酸结合则失活。活性代谢产物与原药均可通过血脑屏障、胎盘屏障，并从乳汁中排出。本药 70.0% 从尿排出，22.0% 由粪便排出。

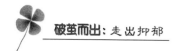

【机制与用途】其为 NE/5-HT 再摄取抑制剂，主要阻滞突触前膜的 NE 的再摄取，以及阻滞 M 受体、H1 能受体和 α_1 能受体。前者可能与抗抑郁有关，后者则可能是不良反应的原因。

主要用于治疗各种抑郁症，尤以内源性抑郁症疗效较好。但疗效较慢，需要 7~10 天。亦可用于治疗小儿遗尿症和注意缺陷多动综合征，以及治疗关节炎的疼痛、神经痛、大小便失禁、惊恐发作、恐怖状态及强迫症。本药对精神分裂症伴发的抑郁状态几乎无效，可使激动和焦虑性抑郁恶化。

【剂量与用法】口服，抑郁症开始时用药为对 25~75 mg/d，分 2~3 次口服，逐渐增加剂量，速度不宜快，最高量可达 300 mg/d，治疗期需要 4~6 个月。以后逐渐减量。遗尿时可睡前 1 次 12.5~50 mg，注意缺陷多动综合征剂量为 25~100 mg/d，分 2 次服用。

【不良反应】常见有口干、多汗、便秘、视力模糊、尿潴留或麻痹性肠梗阻，心电图可出现心律失常或心肌损害。少数患者可出现过敏。亦可诱发躁狂发作，偶见癫痫发作。孕妇服用可引起新生儿畸形，应禁用。伴有严重心、肝、肾疾病者和癫痫患者禁用。青光眼、高血压、前列腺肥大患者或老年人慎用。服药期间一般不能与 MAOI、抗胆碱能药、升压药并用。

阿米替林（amitriptyline）

【药代动力学】口服易吸收，T_{max} 为 8~12 h，口服用药 $T_{1/2}$ 为 9~25 h，72 岁以上健康老年人的 $T_{1/2}$ 约 37.3 h，有效血浓度为 120 mg/mL，血浆蛋白结合率为 90.0%。活性代谢产物为去甲替林。本药排泄缓慢，72h 从尿及粪便约排出给药量的 60.0%。停药 20 天后在尿中仍可检出本药。70.0% 由尿排出，22.0% 由粪便排出。

【机制与用途】其为突触前 NE/5–HT 再摄取抑制剂。有抗抑郁及镇静作用。可提高抑郁症患者情绪，改善思考缓慢、行动迟缓及食欲不振等症状。

适用于更年期抑郁症、恶劣心境、器质性精神病伴发的抑郁症状，特别对伴有失眠的抑郁症效果更好。可与 ECT 联合治疗重症抑郁症，可减少 ECT 施治次数，亦可用于儿童遗尿症、消化道溃疡、肌紧张性头痛、顽固性呃逆等。

【剂量与用法】口服，开始时为 25～50 mg/d，分 2～3 次服用，渐增至 150～250 mg/d，维持量为 50～150 mg/d。遗尿时睡前顿服 10～25 mg。肌注为 25～50 mg/ 次。

【制剂】片剂：25 mg；针剂：25 mg/2mL。

【不良反应】常见有口干、嗜睡、眩晕、便秘、排尿困难、视力模糊、心悸或心律失常。偶见体位性低血压、迟发性运动障碍及肝功能损害。严重心脏病、青光眼、前列腺肥大及尿潴留患者禁用。不宜与 MAOI、抗胆碱能药并用。有增强中枢抑制药的作用。

氯米帕明（clomipramine）

【药代动力学】口服易吸收，T_{max} 为 4h，$T_{1/2}$ 为 17～28h，平均 21h 血浆蛋白结合率为 97.6%，在肝、肾、肺中蓄积，服用 25 mg，每日 3 次次晨血液浓度 51～113 mg/mL，有效血浓度为 250～700 mg/mL。活性代谢产物为去甲氯丙米嗪。药物约 2/3 以

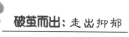
水溶液结合物形式在尿中排出，1/3 由粪便排出。原药在尿中排泄量不到所给药剂量的 1.0%。

【机制与用途】氯米帕明是 5–HT/NE 再摄取抑制剂，主要抑制突触前膜对 5–HT 的再摄取。

氯米帕明适用于各种抑郁症和抑郁状态的治疗，是强迫性神经症的首选药物，也用于恐怖症、焦虑症，能消除抑郁情绪，唤起工作及社交活动的兴趣，能振奋情绪，恢复活力。它还可用于治疗惊恐发作、慢性疼痛。对某些严重的抑郁症症状，如抑郁性木僵，开始可静脉滴注，待显效后，再改口服维持。

【剂量与用法】口服，25 ~ 75 mg/d，后可渐增加至 75 ~ 100 mg/d，最大剂量不超过 300 mg/d。老年人从 10 mg/d 开始，可缓慢增至 50 ~ 100 mg/d。静滴：50 ~ 75 mg/ 次，用 250 ~ 500 mL 葡萄糖稀释，1.5 ~ 3 .0h 内滴完，每日 1 次，最大的量不超过 200 mg/d。肌注：25 mg/ 次，每日 1 ~ 2 次，最高量为 100 ~ 150 mg/d。

【制剂】片剂：10 mg 或 25 mg。针剂：25 mg/2mL。

【不良反应】常见有口干、眩晕、疲倦、视力模糊、便秘、心动过速、体位性低血压、排尿困难等。少数患者可有心律不齐、传导阻滞、ECG 改变；偶有一过性 GPT 升高、循环系统障碍、淋巴结肿大。有严重心脏病、青光眼、前列腺肥大等患者禁用。本药不宜与 MAOI、抗胆碱能药物合用。

马普替林（maprotiline）

【药代动力学】口服吸收缓慢但完全。T_{max} 为 4 ~ 16 h，$T_{1/2}$ 为 27 ~ 58 h，平均为 43 h，血浆蛋白结合率为 88.0%，在肺、肾上腺、甲状腺浓度较高，脑、脊髓和神经组织中较低。静注后 2 h 中枢神经系统以海马浓度最高，其次为大脑、小脑皮层、丘脑和中脑。血浓度与剂量呈线性关系。口服 150 mg 后的第 2 周可达稳态血浓度 100～400 mg/mL。主要代谢产物为 N– 去甲基脱氨基及去羟基，最后与葡萄糖醛酸结合。2/3 从尿排出，1/3 从粪便中排出。原药从尿中排出量约占药量的 2.0%。

【机制与用途】马普替林为 NE 再摄取的抑制剂，主要抑制突触前 NE 再摄取，抗抑郁作用较强，也有中度抗胆碱及镇静安定作用。

其为广谱性抗抑郁药，适用于各种抑郁症，能缓解焦虑、激动和精神运动阻滞抑郁症，尤以内源性抑郁症效果较好；对精神分裂症的抑郁状态也有效。用药 3～4 天可见效。

【剂量与用法】口服，75～150 mg/d，1 次或分次服，对重症者可加至 200 mg/d，个别可加至 300 mg/d。静注 25～100 mg/d。

【制剂】片剂：10 mg、25 mg、50 mg。针剂：25 mg/mL。

【不良反应】有口干、便秘、头晕、震颤、乏力、视力模糊、睡眠障碍、皮肤过敏等。少数患者有血压下降（暂时性），偶可诱发躁狂和心动过速。大剂量可引起 T 波倒置及传导阻滞，有引起抽搐的病例报道。有肝、肾功能损害，青光眼，排尿困难，心功能不全，皮肤过敏反应，癫痫等患者慎用。孕妇及哺乳妇女忌用。偶有降低胍乙啶等肾上腺素能神经节阻滞剂的降压作用，但可以增强 NE、肾上腺、中枢抑制剂和抗胆碱能神经药物的血管效应。联合用药时应注意，不宜与 MAOI 并用。

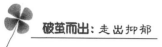

多虑平（doxepin）

【别名】多塞平（adapin）。

【药代动力学】口服易吸收，健康者 $T_{1/2}$ 为 8~24 h，平均 17 h。有效血浓度大于 100 mg/mL。主要分布到肝、肾、脑、肺组织，可通过血脑屏障和胎盘屏障。活性代谢物为去甲多塞平，$T_{1/2}$ 为 33~81 h。代谢迅速，大部分 24 h 内从尿中排出。

【机制与用途】多虑平为 NE 再摄取抑制剂，有抗焦虑、抗抑郁作用，适用于各种抑郁症及各类焦虑、抑郁状态；对酒精所致的精神障碍、神经症有效；也可用于戒烟。

【剂量与用法】口服，25~75 mg/d，2~3 次分服，渐增至 150~250 mg/d，最高剂量为 300 mg/d。肌注：12.5~25 mg，每日 2~3 次。

【制剂】片剂：25 mg。胶囊：10 mg、25 mg、50 mg。针剂：25 mg/mL。

【不良反应】不良反应较丙米嗪为轻，偶有口干、疲倦、便秘、视力模糊等。青光眼、排尿困难者忌用，儿童慎用。不宜与 MAOI、抗胆碱能药并用。

（二）新型抗抑郁药

氟西汀（fluoxetine）

【别名】氟苯氧丙胺、百忧解（prozac fluctin adofen）。

氟西汀在 1987 年作为第一个经美国食品药品监督管理局批准，成为用于临床治疗的选择性 5–HT 再摄取抑制剂的代表，一度成为一种文化标记。

【药代动力学】口服易吸收，进食不影响吸收。T_{max} 为 4~6

h，$T_{1/2}$ 为 4～6 天，生物利用度近 100.0%，血浆蛋白结合率为 94.0%。主要代谢途径在肝脏，经 N- 去甲基生成有活性的去甲氟西汀，去甲氟西汀 $T_{1/2}$ 为 4～16 天。连服 2～4 周可达稳态血浓度。该药大部分与葡萄糖醛酸结合，少量为原药排泄。肾损害时对本药的药代动力学过程无明显影响，但肝损害时显著影响本药的药代动力学过程。本药 80.0% 从尿排泄，仅有 15.0% 由粪便排出。

【机制与适应证】氟西汀在 SSRIs 中为应用最广泛的药物，能选择性阻滞突触前膜 5-HT 再摄取，对 NE 影响较少。有抑制 CYP2D6、CYP3A4 的效应。易通过血脑屏障，抗抑郁作用与三环、四环抗抑郁药相当。不良反应轻微。一般在治疗 1 周后起效，2～4 周症状显著改善。因氟西汀 $T_{1/2}$ 长，一旦达到稳定血浓度后，即使偶有漏服，亦影响不大，停服亦无须逐渐减量。

【用途】用于治疗各型抑郁症。治疗靶症状为抑郁情绪、动力和兴趣缺乏、焦虑、睡眠障碍，包括睡眠过多和失眠。氟西汀与奥氮平合用，可治疗双相抑郁、难治性单相抑郁和精神病性抑郁，还可用于治疗强迫症、恐怖症、经前期紧张症、抑郁症的焦虑状态；也可用于不典型抑郁症（睡眠过多、食欲增加）及疲乏、精力不济患者；也用于神经性贪食、减肥及作为戒烟辅助治疗。

【剂量与用法】口服为 20～40 mg/d，最大剂量为 80 mg/d。

【制剂】片剂：胶囊剂 20 mg，分散片 20 mg。

【不良反应】不良反应较轻。主要为胃肠道症状，无 TCA 的抗胆碱能及心血管系统的不良反应。这使其安全性大为提高。治疗早期常见恶心、失眠、头痛、口干、出汗、视物模糊、焦虑、震颤、腹泻等。这些反应通常较轻，且多在开始治疗几周内消失。

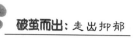

皮疹发生率为 3.0%。大剂量可诱发癫痫，有时能诱发轻躁狂。

氟西汀与 TCAs 合用可增加 TCAs 血浓度，可能导致不良反应增加，应减少后者剂量。肝损害及老年患者要适当减量。氟西汀不能与 MAOIs 合用。

帕罗西汀（paroxetine）

【别名】赛乐特、氟苯哌苯醚。

【药代动力学】口服易吸收，口服为 30 mg/ 次，T_{max} 为 6.3 h，C_{max} 为 17.6 mg/mL（峰值浓度），$T_{1/2}$ 为 24 h。但个体差异很大，血浆蛋白结合率为 95.0%，7 ~ 14 天内达到稳态血浆浓度，稳态时生物利用度高于单剂量用药。吸收不受食物或合并使用抗酸药物的影响，并能迅速分布到各组织器官。该药经肝脏代谢，先氧化成儿茶酚中间产物，然后被甲基化，最后与葡萄糖醛酸或硫酸结合，生成尿苷酸化合物。约 2.0% 以原型由尿排出，其余以代谢产物形式随尿液排出，少部分随粪便排出。

【机制与适应证】帕罗西汀为苯基哌啶类 SSRIs，是作用最强的 5-HT 再摄取抑制剂，对 NE 作用较弱。它的抗抑郁作用与 TCA 相似。

该药的靶症状为抑郁情绪、焦虑、睡眠障碍，特别是失眠、惊恐发作等。该药适合各年龄段的抑郁症患者，耐受性好，可用于治疗伴焦虑、失眠以及焦虑抑郁混合的患者，疗效好。不适用于睡眠过多、阿尔茨海默病和认知障碍患者，以及伴有精神运动性迟滞、疲乏、精力不济的患者。起效时间为 2 ~ 4 周。该药剂量范围为 20 ~ 50 mg/d。停药应缓慢，以免出现撤药反应。对肝、肾受损和老年的患者应减少剂量。慎用于儿童，不推荐用于孕妇、哺乳期妇女。Meta 分析显示帕罗西汀与 TCAs 总体疗效相当。

对焦虑症状的改善与氯米帕明相似，但显著优于其他 TCAs。在安全性方面，帕罗西汀不良事件发生率 >1.0% 的患者比例显著低于 TCAs，因帕罗西汀不良反应停药的患者比例也低于 TCAs。可见，帕罗西汀疗效好，耐受性好，尤其适用于伴有焦虑症状的抑郁患者。

【剂型】片剂：20 mg、30 mg。

【不良反应】心血管系统反应少是本药的特点。不良反应主要有口干、恶心、呕吐、食欲减退。其他有失眠、嗜睡、乏力、多汗、性欲减退、头痛、眩晕、震颤等。严重不良反应有罕见的癫痫发作，诱发躁狂和激活自杀观念。报道有数例出现出血性疾病，可能与血小板功能降低有关。

氟伏沙明（fluvoxamine）

【药代动力学】口服易吸收，顿服 100 mg，T_{max} 为 3.8 ~ 8.0 h，C_{max} 为 31 ~ 88 ng/mL，生物利用度为 60.0%。血浆蛋白结合率为 77.0%，肝、肾、肺、肾上腺等器官的组织浓度高于血浓度。$T_{1/2}$ 约为 15h，一般 10 天内达到稳态血浓度。经肝脏代谢，代谢产物约 11 种，主要为去甲基和甲氧基代谢产物。无药理活性。药物 90.0% 从尿路排泄。老年人药效动力学和药代动力学参数与年轻人相似。该药没有活性代谢产物，但其代谢产物 M2 是很强的 CYP2D6 抑制剂。

【机制与适应证】 该药为 SSRIs 类抗抑郁药。适应证有强迫

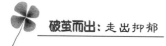

症，还有抑郁症、惊恐障碍、广泛性焦虑障碍、创伤后应激障碍。

靶症状为抑郁情绪和焦虑。其对 NE 或 DA 的抑制作用很弱，对脑内乙酰胆碱受体的亲和力很低，不引起中枢及周围的抗胆碱能反应；对神经内分泌、心血管系统影响少，无抗组织胺作用。

其可用于治疗各种抑郁症，尤其是自杀企图明显的患者，也可用于抑郁症伴有青光眼、前列腺肥大、心脏病患者。治疗抑郁症安全有效，且能预防复发，其疗效逊于丙米嗪，与去甲替林相当，不适用于睡眠过多、阿尔茨海默病和认识障碍患者及精神运动迟滞、焦虑、精力不济的患者。

【剂量与用法】 口服 50 mg/qn，治疗量为 100～200 mg/d，分次服或睡前顿服。最高剂量为 300 mg/d。

【剂型】 片剂：50 mg、100 mg。

【不良反应】 早期最常见的是胃肠道反应，有恶心、呕吐、厌食、便秘、嗜睡、焦虑不安、乏力、运动减少、震颤等。但有血小板减少，继续治疗后可随之消失。

该药治疗强迫症的剂量为 100～300 mg/d，治疗抑郁症的量为 100～200 mg/d，合并用药时可增加 TCAs、卡马西平和苯二氮䓬类药物的血浆水平，应减量使用。用于肝脏受损的患者时，应减少剂量。对老年和儿童患者使用时起始剂量要低，加量要缓慢，也推荐用于孕妇，但不宜用于有肠易激惹综合征和胃肠道不适的患者。氟伏沙明不应与 MAOIs 合用。

舍曲林（sertraline）

【别名】左洛复，氯苯奈胺。

【机制与适应证】舍曲林为 SSRIs 类抗抑郁药。其抑制 5-HT 再摄取效价比氟伏沙明大 12 倍，比齐米利啶大 6 倍，比氟西汀大 16 倍。动物实验中能使 β 使受体功能下调。适应证有强迫症，还有各类抑郁症、惊恐障碍、广泛焦虑和社交焦虑障碍、创伤后应激障碍。

靶症状为抑郁情绪和焦虑。睡眠障碍包括失眠和睡眠过多、回避行为、再经历、警醒、心境恶劣、性欲倒错。该药用于治疗不典型抑郁（睡眠过多、食欲增加）、疲乏和精力不济的患者效果较好，不宜用于肠易激惹综合征的患者。研究表明该药对有心脏病的抑郁症患者安全有效。有一项多中心、随机、双盲安慰剂对照研究评估了舍曲林治疗伴急性心肌梗死或不稳定型心绞痛抑郁症患者的疗效和安全性。发现舍曲林用量为 50～200 mg/d，对抑郁的有效率显著高于安慰剂，对既往有至少 1 次抑郁发作及严重抑郁的患者更加明显。而该药对心血管系统无明显影响，严重心血管不良反应的发生率为 14.5%，低于安慰剂的 22.4%。其平均左心室射血分数、室性期前收缩复合波及 QTC ≥ 450 ms 的发生率均与安慰剂无显著差异，而且舍曲林治疗 60 岁以上抑郁患者的疗效与氟西汀去甲替林和丙米嗪相当，加之无明显抗胆碱能的作用，药物相互作用少，明显优于其他 SSRIs，更适合老年患者。同时还有助于改善认知功能，提高生活质量。治疗剂量为 50～200 mg/d。

【剂型】片剂：50 mg、100 mg。

【剂量与用法】口服为 50 mg/d，服用 1～2 周后增加到 100～200 mg/d。

【不良反应】其抗组织胺及抗胆碱能作用较 TCAs 少，大量服

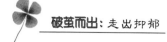

用的不良反应少，不易改变心脏传导作用和引起心血管并发症，有利于老年患者的治疗，但对老年人剂量开始要少，加量要慢。不良反应常见为嗜睡、恶心、腹泻、口干、失眠、眩晕、多汗、男性性功能障碍（如射精延迟）等，偶见有直立性低血压、神经症、焦虑及激动。本药与血浆结合牢固，与华法林、地高辛等药物并用，能改变后者的血浓度，从而出现严重的不良反应。本药禁用于已知高敏者、癫痫患者，肝肾功能不良者慎用，不宜在妊娠和哺乳期使用。

该药不能与MAOIs合用，必须在MAOI停药后14天才能使用本药，或停用本药14天后，方可使用MAOI。

西酞普兰（citalopram）和艾司西酞普兰（es-citalopram）

【别名】喜普妙和来士普。

【药代动力学】其为SSRIs类抑郁药。口服易吸收，血浆蛋白结合率略低于80.0%。$T_{1/2}$约为32h。

【机制与适应证】适应证有抑郁症，其他还有经前期紧张症、强迫症、惊恐发作、回避行为、再经历、警醒以及睡眠障碍。与其他SSRIs相比最具有选择性，与P450酶系统相互作用最少。

研究表明，西酞普兰的疗效与其他抗抑郁药相当，而且该药不良反应少，较少引起TCAs相关的抗胆碱能或心血管不良反应。可能更适合于伴发其他疾病的抑郁症患者、老年患者以及使用其他SSRIs过度激活或镇静的患者。西酞普兰还可用于治疗儿童和青少年的抑郁症。

随机、双盲、安慰剂对照研究表明，西酞普兰平均用量为24

mg/d，治疗 7~17 岁的患者，8 周有效率达 36.0%，显著高于安慰剂的 24.0%，因不良事件停药的比例为 5.9%，与安慰剂的 5.6% 相似。Shirazi 等的开放研究也验证了该结果，24 例 8~17 岁的患者治疗 6 周后，97.3% 获中等或明显改善，3.3% 的患者因恶心或呕吐停药，16.7% 的患者转为躁狂发作（转躁率与治疗改善率为两个不同的研究项目）。因此，西酞普兰可能是治疗早发抑郁症的有效药物，但对其转躁狂率有待深入研究。

西酞普兰还适用于伴有器质性疾病的各类抑郁，如老年性痴呆、多发梗塞性痴呆抑郁、酒精滥用和脑卒中后的病理性哭笑、经前期紧张症等。

【剂型】片剂：西酞普兰 20 mg、40 mg。草酸艾司西酞普兰 5 mg、10 mg。

【不良反应】其耐受性好，对心脏无毒性。其不良反应主要有恶心、呕吐，但较轻微，持续时间短，一般不影响治疗。发生率为 20.0%。有 15.0%~18.0% 的患者使用本药可出现头痛、出汗、震颤、失眠等。与癫痫发作无相关性，无镇静作用。

艾司西酞普兰的适应证和西酞普兰相同。艾司西酞普兰，既能增强对 5-HT 的再摄取抑制，同时又增加了 5-HT 的释放。因此，也可能使临床起效时间缩短。2006 年的一项 Meta 分析显示，艾司西酞普兰组患者比西酞普兰组患者起效快，痊愈率高，并且对重度抑郁疗效好，艾司西酞普兰总体疗效与文拉法辛缓释剂相当。同时，该药研究也显示，2 周起效是随后 8 周获得临床痊愈的重要指标。因此，若患者治疗 2 周时，没有显示出临床改善，应增加剂量。艾司西酞普兰的不良反应与西酞普兰相同。

文拉法辛（venlafaxine）

【药代动力学】文拉法辛容易吸收，经过多次口服用药，文拉法辛和 ODV（O–去甲基文拉法辛）在 3 天内达到稳态血浓度。在 75～450 mg/d 的剂量范围内，文拉法辛和 ODV 属线性药动学模型，平均稳态血浆清除率为（1.3±0.6）L/（kg·h）和（0.4±0.2）L/（kg·h）。文拉法辛和 ODV 在治疗血浆浓度下与血浆蛋白结合率较少，分别为 27.0% 和 30.0%。文拉法辛主要在肝内代谢，ODV 是其主要的活性代谢产物。单次口服文拉法辛后，至少有 92.0% 被吸收，文拉法辛的绝对生物利用度为 45.0%。服用盐酸文拉法辛缓释剂（怡诺思胶囊）的患者与服用文拉法辛缓释制剂的患者相比血药浓度的波动明显较低。因此盐酸文拉法辛缓释制剂与普通制剂相比，吸收较慢，但吸收的药物总量相同。使用 75 mg 的缓释制剂时，发现食物对文拉法辛和其活性代谢产物 ODV 的生物利用度没有影响，服用时间（上午或下午）的不同也不影响文拉法辛和 ODV 的药物代谢。在服用文拉法辛 48 小时后约有 87.0% 的药物经尿排出体外，其中包括 5.0% 原药、29.0% 非结合的 ODV、26.0% 结合的 ODV 和 27.0% 无活性代谢产物。因而，文拉法辛及其代谢产物主要通过肾脏排泄。肝硬化患者服用文拉法辛后，与健康者相比的文拉法辛的消除半衰期延长约 30.0%，药物清除率下降 50.0%，ODV 的消除半衰期延长约 60.0%，药物清除率下降 30.0%，所以对于伴有肝功能不全的患者必须调整文拉法辛的用药剂量。肾脏疾病患者与正常人相比，文拉法辛的消除半衰期要延长，消除率要下降，特别是接受透析治疗患者 ODV 的清除半衰期延长约 142.0%，清除率下降约 56.0%，同时人群中有较大的个体差异。因此在此类患者中，应用文拉法辛时，必须注意及时调整剂量。

【机制与用途】其为 SNRIs 类抗抑郁药。适应证有抑郁症、广泛性焦虑发作、社交焦虑障碍、创伤后应激障碍、经前期紧张症。靶症状为抑郁情绪、焦虑、动力缺乏、兴趣降低、睡眠障碍。

文拉法辛有普通制剂和缓释剂两种剂型。缓释剂与普通制剂相比，在胃肠道释放更缓慢，血药浓度波动更少，不良反应较少，患者更易耐受，有助于提高治疗的依从性。对迟滞性抑郁、不典型抑郁和焦虑的患者，文拉法辛治疗较 SSRIs 的缓解率更高。对有躯体症状（如疲乏和疼痛）及 SSRIs 治疗无效的患者用文拉法辛治疗，效果更佳。其可以与其他抗抑郁药合用，治疗难治性抑郁症。该药对短期和长期治疗抑郁症均有好的疗效。该药起效快，能显著提高治愈率。Meta 分析显示，文拉法辛的痊愈率为 45.0%，SSRIs（氟西汀、帕罗西汀和氟伏沙明）的痊愈率为 35.0%，安慰剂的痊愈率为 25.0%，且治疗 2 周时疗效已有显著差异。后又有 5 项研究报道，文拉法辛缓释剂治疗 8 周较氟西汀或帕罗西汀有显著高的持续痊愈率。2 周时痊愈率和持续痊愈率已明显高于安慰剂，表明文拉法辛缓释剂起效快，在维持治疗方面亦优于SSRIs，更能有效预防抑郁症的复发。且其成本效益显著高于传统和 SSRIs 类抗抑郁药，大大降低了疾病负担。

【规格及包装】铝塑板:7 片 / 盒，37.5mg;14 片 / 盒，75mg（以文拉法辛计）。

【剂量与用法】盐酸文拉法辛缓释片，应在早晨或晚间相对固定时间和食物同服，每日 1 次,用水送服,应该整体服下,避免掰开、

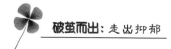
压碎、咀嚼或泡于水中。初始剂量为 37.5 mg/d，治疗 4~7 天后，可增至 75 mg/d。75 mg/d 剂量无明显效果时，可将剂量提高到最大量，约每天 225 mg，因为在大部分患者中文拉法辛和主要代谢产物到第 4 天达到稳态浓度。如果有必要，可以在 4 天以上间隔以 75 mg/d 的幅度加量。在评估疗效研究中，允许在 2 周以上的间隔进行药物加量，平均剂量约为每天 140~180 mg。最大剂量一般控制在 200 mg/d。

从盐酸文拉法辛普通制剂换用缓释剂说明：治疗抑郁症患者当前应用文拉法辛普通制剂，可以换用每日治疗量几乎等同的缓释片，如服用 25 mg 文拉法辛每日 3 次，可换用 75 mg 缓释片每日 1 次。必要时需要根据患者的个体情况进行调整。

停用盐酸文拉法辛缓释片说明：有报道称突然停该药时，可出现情绪烦躁、易怒、激越、头昏、感觉异常（如电击感）、焦虑、意识模糊、头痛、懒散、情绪不稳定、失眠、轻躁狂、耳鸣和癫痫发作等。以上表现一般为自限性，也有严重停药反应报道。

因此，推荐任一剂型的文拉法辛均应逐渐减量，避免突然停药，并注意对患者检测，可能出现停药症状和需要对患者进行监控。如果在减药和停药过程中出现难以耐受的症状时，可以考虑恢复至先前的治疗剂量。随后医生再以更慢的速度减药。如果使用文拉法辛超过 6 周，建议逐渐减量的时间最少要多于 2 周。

文拉法辛与单胺氧化酶抑制剂（MAOI）换用说明：至少停用 MAOI14 天后，才能开始使用盐酸文拉法辛缓释片。另外，至少停用盐酸文拉法辛缓释片 7 天以后才能开始 MAOI 的治疗。否则，可导致恶性综合征，有时是致命的。

【禁忌】禁用于对盐酸文拉法辛或任何赋型剂过敏的患者，禁用于同时服用 MAOI 的患者。

【不良反应】有恶心、口干、出汗、乏力、焦虑、震颤、阳痿和射精障碍。不推荐用于孕妇和哺乳期妇女及高血压或边缘性高血压患者。肝肾疾病及老年患者应减量。心脏疾病患者和儿童亦应慎用。应用文拉法辛缓释剂治疗抑郁症时有 0.3% 的患者出现躁狂或轻躁狂发作。文拉法辛可能会引起惊厥、癫痫发作。有惊厥史、癫痫患者应慎用。

米氮平（mirtazapine）

【商品名】瑞美隆。

【药代动力学】口服瑞美隆片后，其活性成分米氮平很快被吸收。其生物利用度约为 50.0%，约 2 小时后血浆浓度达到高峰。约 85.0% 与血浆蛋白结合。平均 $T_{1/2}$ 为 20～40 h，偶见长达 65 h。服药 3～4 天后，可达稳态血药浓度。在所推荐的剂量范围内，米氮平的药代动力学形式为线性。米氮平大多被代谢并在服药后几天内通过尿液和粪便排出体外。肾功能不良可引起米氮平清除率降低。

【机制与适应证】米氮平为 NASSAs 抗抑郁类药物的代表。瑞美隆的活性成分米氮平是作用于中枢的突触前 α_2 受体的拮抗剂。可以增强肾上腺素能的神经传导。它通过与中枢的 5-HT（5-HT2，5-HT3）受体互相作用来调节 5-HT 的功能。米氮平的两种旋光对映体都具有抗抑郁活性，左旋体阻断 α_2 和 5-HT2 受体，右旋体阻断 5-HT3 受体。米氮平的抗组胺受体（H1）起着镇静作用。该药有较好的耐受性，几乎无胆碱能作用。其治疗剂量对心血管

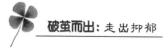

系统无影响。

米氮平为抗抑郁药。适应证有抑郁症、惊恐发作、广泛性焦虑障碍和创伤后应激障碍。有研究发现，对重度抑郁和伴有明显焦虑激越的患者治疗1周即能明显改善抑郁症状，对伴明显失眠和焦虑的患者疗效更好，对患者的食欲和睡眠改善明显。该药的优势在于治疗特别担心性功能障碍、有症状焦虑及合并使用药物的患者时，该药可作为增效剂增加其他抗抑郁药的效果。

米氮平对各种抑郁症的疗效与TCAs和SSRIs相等，甚至更优。对焦虑激越和焦虑躯体化症状也有改善作用。对重度抑郁的总体疗效、安全性以及对焦虑和生活质量的影响与氟西汀均无显著差异，但其起效更快。米氮平耐受性好，易引起镇静、体重增加等不良反应。

【剂量和用法】该药片应口服，用水吞服，不应嚼碎。成人治疗起始剂量为每日15 mg，逐渐增加剂量至最佳疗效，有效剂量通常为15~45 mg/d，该药 $T_{1/2}$ 为20~40 h。因此，该药适用于每日口服1次（最佳服用时间为睡前），也可分次服用（如早晚各1次）。患者应连续服药，最好在症状完全消失4~6个月后，再逐渐减量至停药。若剂量增加2~4周后，仍无效，应考虑停止使用该药。

【不良反应】

（1）食欲增加，体重增加。

（2）打瞌睡，镇静。

（3）少数患者出现体位性低血压。

（4）惊厥发作，震颤，肌痉挛。

（5）浮肿，药疹。

（6）血清转氨酶水平增加。

（7）急性骨髓抑制（嗜红细胞增多，粒细胞缺乏，再生障碍性贫血，以及血小板减少症）。这种不良反应多数在使用该药后4~6周后出现，停药后大部分都能恢复正常。临床试验曾报道，瑞美隆在极少数患者中也可引起可逆性粒细胞缺乏症。因此，医生在治疗过程中要注意，一旦发现患者有发烧、喉痛或其他感染症状，应立即停药，并做周围血象检查。

【药物的相互作用】

(1) 米氮平可加重酒精对中枢的抑制作用。因此，在治疗期间应禁止饮酒。

(2) 米氮平可能加重苯二氮䓬类的镇静作用，应予以注意。

(3) 2周之内或正在使用 MAOIs 的患者不宜使用瑞美隆。

(4) 不建议孕妇、哺乳期妇女和儿童使用瑞美隆。

(5) 瑞美隆有可能影响注意力和机动性。因此，使用该药的患者，应注意该药对驾驶及机械操作能力的影响。

(6) 老年患者用药剂量与青年人相同，但应在医生密切观察下逐渐加量，以达到满意的疗效。

【剂型与规格】

瑞美隆片剂使用挤破式条板包装，包装规格有：（1）每盒3、6、9板，每板10粒，各含米氮平15 mg 的黄色药片（代码为Tz3）；（2）每盒1或3板，每板10粒，各含米氮平30mg 的红棕色药片（代码为Tz5）；（3）每盒3板，每板10粒，各含米氮平45 mg 的白色药片（代码 Tz7）。

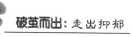

三唑酮（triazoline）

【别名】曲唑酮。

【药代动力学】口服易吸收，T_{max} 为 1 h，$T_{1/2}$ 为 5～9 小时。血浆蛋白结合率为 89.0%～96.0%。代谢途径为 N- 氧化和羟基化反应。活性代谢产物为氯酚哌嗪，以游离及结合形式从尿中排出。

【机制与用途】曲唑酮为 SARIs 类抗抑郁药，相对选择性 5-HT 再摄取抑制剂，抑制 NE 再摄取作用较弱。对 DA 组织胺受体没有作用。抗胆碱能作用轻微。

治疗的适应证有抑郁症、失眠（原发性和继发性）、焦虑。该药的优点是治疗失眠时，起效快，能在早期缓解失眠，调整睡眠结构，改善日间功能，而且可长期使用，不会产生耐受性、依赖或撤药症状，极少引起性功能障碍。不适合用于乏力、睡眠过多和难以忍受镇静副作用的患者。该药抗胆碱能和心血管不良反应较少见，对老年患者较为适用。对单相与双相抑郁症、分裂情感性的抑郁型均有抗抑郁作用。对治疗睡眠障碍、烦躁不安、自杀倾向等症状，效果也较好。

【剂量与用法】口服：开始为 50 mg/ 次，每日 2～3 次，最高为 600 mg/d，可分次服用。

【剂型】片剂：25 mg、50 mg、100 mg。胶囊：50 mg、100 mg。

【不良反应】嗜睡为常见的不良反应，也有头痛、困倦、乏力、口干、震颤、便秘、恶心、呕吐、体位性低血压、心律失常、痛经、阴茎勃起等。偶有皮疹，粒细胞减少。孕妇在前三个月避免使用。不适用于乏力、睡眠过多和难以忍受镇静剂副作用的患者。

吗氯贝胺（moclobemide）

【药代动力学】其为可逆选择性 A 型（MAOI-A）。归入新抗抑郁药，为新一代 MAOI，具有可逆性和选择性的特点，而副作用较轻。

口服易吸收。单次口服 50 ~ 300 mg，C_{max} 为 0.3 ~ 2.7 μg/mL，T_{max} 为 1 ~ 2 h。生物利用度与剂量和重复用药成正相关。血浆蛋白结合率仅为 5.0%。因具有亲脂结构，VD 为 75 ~ 95 L/kg。体内分布较广。经肝代谢，先在对氧氮己环部位氧化，然后芳香茎团羟化和脱胺。约生成 19 种代谢产物，主要的代谢产物为 RO12—8095 与 RO12—5637。仅 0.5% 原药从尿排出。尿中 4 个主要代谢产物为 M7A、M7B、M8 和 M9，均为原形产物的羟酸，总量接近口服剂量的 50.0%。不同年龄段中抑郁患者的药代动力学参数无明显差异。肝硬化患者的生物利用度有所提高，在体内平均滞留时间延长。M3 代谢产物 C_{max} 显著上升。故这类患者需减半用量。中度肾功能受损患者一般无须做剂量调整。

【适应证】主要用于治疗非典型抑郁症、重性抑郁症、难治性抑郁和焦虑障碍，也用于惊恐障碍。

【剂量与用法】口服开始 300 ~ 450 mg/d，分 2 ~ 3 次服用。必要时从第 2 个月起加量至 600 mg/d, 治疗 4 ~ 6 个月。维持治疗期的剂量为治疗期的 1/3。

【剂型】150 mg。

【不良反应】不良反应较第一代 MAOI 轻。但剂量增至 600 mg/d 时，副作用明显增多，可出现恶心、口干、头痛、头昏、失眠、体位性低血压、便秘、焦虑、泌乳等。

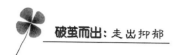
一般无抗胆碱能副作用，体重增加少。心、肝、肾功能损害的患者慎用。不推荐用于 18 岁以下的儿童。老年患者需慎用，易出现不良反应。嗜铬细胞瘤和甲状腺功能亢进患者禁用。高血压患者在服用时，不宜进食大量奶酪。禁止与杜冷丁联用。与其他增加 5-HT 能作用的药物合用时会引起致死性 5-HT 综合征，可危及生命，应避免合用。

噻奈普汀（tianeptine）

【机制与用途】其为 5-HT 再摄取激动剂，作用机制独特。在大脑皮质水平可增加海马锥体细胞的自发性活动，并加速其功能抑制后的恢复，增加皮层及海马神经元再摄取 5-HT。该药能阻断长期应激导致的海马 CA3、锥体神经元萎缩及体积缩小，防止顶树突长度缩短及分支点减少，逆转已有的树突萎缩，促进海马齿状回颗粒细胞增殖，具有神经营养和神经保护作用。这预示该药具有良好的抗抑郁、抗焦虑和改善记忆的作用，尤其适用于老年抑郁症。

【剂量与用法】推荐剂量为每次 12.5 mg，每日 3 次（37.5 mg/d）。肾功能损害者及老年人适当减少剂量，建议服用 25 mg/d。

【不良反应】有恶心、便秘、失眠、多梦、头晕、易激惹等。对性功能无明显影响。肾功能损害者不宜使用。不推荐孕妇、哺乳期妇女使用。15 岁以下儿童禁用。禁与 MAOIs 联用。

米那普林（minaprine）

【药代动力学】口服易吸收，T_{max} 为 1 h，C_{max} 为 150 ~ 500

ng/mL。$T_{1/2}$ 约为 2.5 h。广泛分布于全身各组织，以肺、肾上腺为主，脑、脊髓次之。主要代谢产物为对羟基衍生物，50.0% 从尿排出，其余通过胆道、粪便排出。

【作用与用途】其是 5-HT/NE 受体激动剂和 DA 再摄取抑制剂，属非经典抗抑郁药，能增加脑内特别是纹状体、下丘脑的含量。适用于抑郁性神经症、失眠、焦虑症、恐怖症、强迫症、精神分裂症的孤独症状，可用于抗精神病药物治疗后精神运动性迟缓治疗，也用于老年痴呆的辅助治疗。研究发现，米那普林 100 mg/d，治疗 6 周的疗效与 SSRIs、氟西汀和帕罗西汀 20 mg/d 相当，优于氟伏沙明 200 mg/d，而且起效早，4 周有效率即达 80.0%，同时较少出现停药症状。另有研究者认为，对 50 岁以上的患者，米那普林更优。另外，该药还可用于抑郁症的维持治疗。米那普林 100 mg/d，维持治疗 12 个月的复发率为 16.3%，低于安慰剂的 23.6%，而耐受性无明显差异。

【剂量与用法】口服，开始剂量为 50 mg/d，后可增至 200～500 mg/d，分次服用。

【剂型】片剂：50mg、100mg。

【不良反应】恶心、头痛为常见不良反应，另有入睡困难、易紧张、激动、胃痛等。癫痫患者及孕妇慎用。不宜用于过分激动的患者。不宜与苯丙胺、呼吸兴奋剂并用。

瑞波西汀（reboxetine）

【药代动力学】其是 NE 再摄取抑制剂、α_2 受体拮抗剂，为 NRIs 类代表药物。

【机制与适应证】为 SNRIs 类代表药物。靶症状为抑郁情绪、动力缺乏、兴趣降低、自杀倾向、认知障碍、精神运动性迟滞。该药上市验证研究报告：1835 例抑郁症患者经 8 mg/d 用药，平均 9.6 周治疗后，83.0% 有效。医师评价该药在 86.0% 的患者中疗效好或很好，在 92.0% 的患者中耐受性好或很好，小于 1.0% 的患者出现某种不良反应。有的人认为该药更适用于动力不足、有认知障碍和精神运动迟滞的患者。其改善社会功能和职业功能的效果较 SSRIs 好。但也有研究发现，瑞波西汀和氟西汀对各种抑郁症状均有相似作用。另有开放性研究发现，对 SSRIs、文拉法辛或米氮平治疗效果差或无效的患者，加用瑞波西汀后，62.3% 有改善，54.1% 有效，45.9% 痊愈[①]。合并用药后除出汗和口干的发生率增加外，并未引起严重不良反应。

【不良反应】有失眠、头晕、激越、口干、便秘、性功能障碍，甚至有罕见癫痫等严重不良反应。不推荐用于孕妇和哺乳期妇女。心脏病、肝肾疾病及老年、儿童患者慎用。

安非他酮（bupropion）

【机制与用途】安非他酮为 NDRIs 类药物的代表，是一种中度 NE 和相对弱的 DA 再摄取抑制剂，不作用于 5–HT。据报道，该药转躁风险少，适用于双相抑郁症。它的缓释剂型，对抑郁症患者有效。

长期多中心 360 例研究与安慰剂相比，150～600 mg/d 的缓释

---

① 三项数据来源于不同的研究项目。——作者按

剂型的安非他酮可明显改善抑郁症状，且与舍曲林疗效相当。抗抑郁作用约在第 3 周左右起效。安非他酮对老年抑郁患者的疗效与帕罗西汀相似，但很少出现嗜睡和消化道症状。

安非他酮与其他抗抑郁药合用特别是与 SSRIs 合用，已引起关注，也用于治疗 SSRIs 有关性功能障碍。虽然有一定疗效，但对这方面认识还是比较模糊的。

【剂型】该药剂型有快速释放剂和缓释剂两种。常用剂量为 150 ~ 450 mg/d。

【不良反应】有失眠、头痛、坐立不安、恶心、出汗。少数患者可能出现幻觉、妄想。少见而严重的不良反应为抽搐。发生率与剂量有关。

【特点】本药的特点如下所示。

（1）无抗胆碱能不良反应。

（2）无镇静作用。

（3）不增加体重。

（4）心血管不良反应少。

（5）不引起性功能改变。

（6）转躁可能性少。

（7）可能会引起精神病性症状，或癫痫大发作。

（8）禁用于癫痫、器质性脑病的患者。禁与 MAOIs、SSRIs 和锂盐联用。

阿戈美拉汀（agomelatine）

【商品名】valdoxan/thymanax。

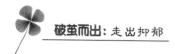

阿戈美拉汀是第一个褪黑激素能抗抑郁药，由法国 Servier 公司开发，2009 年 2 月 24 日在欧盟获得上市批准。

另据报道，该公司还将在奥地利、比利时、德国、意大利、英国等多个国家进行预注册。与目前已在临床应用的治疗药物相比，阿戈美拉汀具有一定的临床应用优势。Servier 公司的临床研究显示，阿戈美拉汀的有效性与 SSRI 和 SNRI 不相上下。阿戈美拉汀对抑郁症状的疗效好，起效快，同时改善伴随的焦虑症状，兼有改善睡眠的作用，用药 1 周时就能改善睡眠，且对白天的警觉性无影响。该药的安全性好，耐受性也好，尤其对性功能的影响少。

【不良反应】常见不良反应有头痛、恶心和乏力等。对肝肾功能、心电图均无影响，不引起体重改变。

（三） 其他抗抑郁药物

氟哌噻吨 / 美利曲辛

【制剂】复方制剂：每一糖衣片含相当于 0.5 mg 氟哌噻吨的二盐酸氟哌噻吨，以及相当于 10 mg 美利曲辛的盐酸美利曲辛。

【适应证】适用于轻中度的焦虑症和抑郁症，尤其是心因抑郁、躯体疾病伴发抑郁、更年期抑郁、心身疾病伴焦虑、酒精依赖及药瘾伴发的焦虑及抑郁患者。

【不良反应】不良反应少，可能会有短暂的不安与失眠，不适用于过度兴奋或活动过多的患者。

禁与 MAOIs 合用。在 MAOIs 停用 2 周后，方可换用本药。长期使用下，可能出现锥体外系反应。

腺苷甲硫氨酸

这是一种内源性甲基供体，可增加神经递质的合成。影响脑内儿茶酚胺（DA–NE）、吲哚胺（5–HT，褪黑激素）及咪唑（组胺）等神经递质的代谢。

【适应证】适用于各类抑郁症，特别是老年抑郁症及对其他抗抑郁药不能耐受的抑郁症患者。静脉注射具有快速的抗抑郁效果。

【不良反应】少见。常见不良反应有头痛、口干等。

贯叶连翘植物提取物

这是从草药（圣·约翰草）中提取的一种天然药物，其主要药理成分为贯叶金丝桃素和贯叶连翘，药理机制复杂，对 5–HT、NE、DA 再摄取均有明显的抑制作用，并具有相似的效价，这在已知的抗抑郁药物中很少见。

【适应证】适用于轻中度抑郁症，同时能改善失眠及焦虑。疗效与马普替林和阿米替林相当，耐受性优于阿米替林。

【剂量】常用剂量为每次 300 mg，每日 3 次。由于是天然药物，即使大量服用，也是安全的。有严重肝肾功能不全者慎用或减量使用，如出现过敏反应者禁用。

【不良反应】有胃肠道反应、头晕、疲劳和镇静。严重不良反应为皮肤的光敏反应。

舒肝解郁胶囊

主要的药物成分为贯叶金丝桃和刺五加，有舒肝解郁、健脾安神的功效。

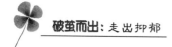

【适应证】适用于轻中度单相抑郁症。属肝脾虚症者，表现为情绪低落、兴趣下降、迟滞、入睡困难、早醒、多梦、紧张不安、急躁易怒、食少纳呆、胸闷、疲乏无力、多汗、疼痛。

【剂量】常用剂量为每次2粒，每日2次。

【不良反应】不良反应较少，偶见恶心、呕吐、口干、头痛、头晕或晕厥、失眠、食欲减退或厌食、腹泻、便秘、皮疹、心慌、视力模糊、谷丙转氨酶轻度升高等。肝功能不全患者要慎用。

四、抗抑郁药物的治疗原则

（1）诊断要确切。

（2）全面考虑患者的症状特点，个体化合理用药。

（3）剂量应逐步递增，采用最少有效量，使不良反应减至最小，提高服药的依从性及安全性。

（4）少剂量效果不佳时，根据不良反应的耐受情况增至足量和足够的疗程。

（5）如果无效，可考虑换药。

（6）尽可能单一用药，足量、足疗程治疗，一般不主张联用两种以上抗抑郁药。

（7）治疗期间密切观察病情变化及不良反应，并及时处理。

（8）配合心理治疗，有望取得更好的效果。

（9）积极治疗与抑郁共病的其他躯体疾病、物质依赖、焦虑障碍等。

（10）争取患者家人的主动配合，遵嘱督促患者按时、按量服药。

五、 抑郁症治疗的分期和每期治疗目标

临床上普遍将抑郁发作的治疗全程分三个治疗期，而且每个治疗期有不同的治疗目标，分述如下。

1. **急性治疗期**

急性治疗期是抑郁症的关键治疗期。要在确切诊断的基础上，采取正确、合理的抗抑郁药物、选准药量、用足疗程等措施，缓解全部抑郁症状，使患者的职业、社交和其他功能逐步恢复到病前水平。其目标是缓解全部症状。重性抑郁发作的急性治疗期大概为 2 ~ 4 个月。有的患者可能需要更长的急性治疗期。对有自杀企图的患者，应积极采取综合治疗措施以防止患者自杀；在有效控制患者自杀的意图后，令其进一步配合心理治疗、社会支持治疗等以达到缓解全部抑郁症状的目的。

2. **持续治疗期**

这一治疗期是指通过急性治疗期全部抑郁症状缓解之后的巩固疗效的治疗期，其目标是防止抑郁症状复现。重性抑郁发作的持续治疗期为 4 ~ 6 个月。

3. **维持治疗期**

这是指采取治疗措施以预防抑郁障碍复发的治疗期。重性抑郁发作的维持治疗期一般为 6 ~ 12 个月。有人认为应达 24 个月。如果患者是多次抑郁发作，维持治疗期需要更长时间。

这种治疗分期是相对的，也不适合用于所有抑郁症患者，不同抑郁症患者需要的急性治疗期、持续治疗期和维持治疗期时间不同。颜文伟主编的《临床精神药理学》（1998 年）认为："初发

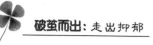

病例在症状改善之后，应维持原剂量治疗4～6个月，然后渐减剂量，在2～3个月内停药。如果是第二次发作，则应该用原剂量维持1～5年。如果是第3次发病，原则上主张长期或终身服药，预防复发。"

抑郁症药物治疗的成功与否，与患者及家属的配合程度关系很大，应引起关注。建立良好的医患关系（这种关系称为治疗同盟），有利于减轻症状，改善患者的病情，以及改善对治疗尤其是对药物治疗的依从性。

躁狂发作的治疗，也可以分为类似抗抑郁发作治疗的三期。

六、 抗抑郁药物治疗换药的一般原则

按照世界生物精神病学会联盟有关抑郁症治疗指南的建议，急性期药物治疗应该持续至少6周或8～10周，在充分评估症状减轻程度后才考虑是否换药。但有学者（如Hirschfield等）建议在4周治疗后，仍无反应时，应该换用另一种抗抑郁药物。有研究发现，服用氟西汀4周的患者如没有取得至少30.0%的疗效，则治疗8周的疗效仅提高12.0%～27.0%。在另一项比较吗氯贝胺和氟西汀的对照研究中亦发现，70.0%以上的患者在开始治疗的3周内症状已有明显改善，但继续治疗后效率并没有明显提高。然而，也有证据表明，有些患者，尤其是老年患者，可能需要更长的时间（要达到12周）才能显示抗抑郁药的充分疗效。因此，要判断抗抑郁药物疗效，除要考虑用药时间和药量外，可能还有生物等因素的作用。在评估是否有效或以往治疗剂量是否适当时，对治

疗药物血浆浓度的监测或能起到帮助的作用。在评估药物疗效之前，考虑"如何正确合理选用抗抑郁药物问题"是必要的课题。

七、 抗抑郁药物的不良反应及处理

抑郁症患者在治疗期间发生的不良反应比较复杂，因为抑郁症本身常伴随很多躯体症状，如头痛、口干、便秘、乏力和困倦等。这些症状又常被认为是药物的不良反应。有资料证明，在未接受药物治疗前的重性抑郁症患者有 50.0% 以上存在上述症状。在临床试验中，应用安慰剂的患者也会出现不良反应，进而证明有些不良症状并不是药物引起的。在治疗过程中，同一个症状在部分患者身上可能随着治疗的进展而出现或加重，而在另一部分患者身上症状却可能会有改善或消失。

引起不良反应的因素是多样性的，常见因素是患者的药感性，如有直立性低血压病史患者在接受药物治疗后更容易出现直立性低血压，有癫痫发作史的患者也最容易出现癫痫发作，原有心脏传导延迟的患者也最易发生心脏传导问题。

总之，在治疗期间发生的躯体症状取决于药物对特定器官的直接作用，药物对抑郁症及伴随的躯体症状的间接作用，以及患者对某种症状的易感性等交互作用的结果。至于躯体症状是药物的不良反应，还是抑郁症本身的症状，要看其是在治疗过程中新出现的，还是原有症状的加重，要综合分析以做出判断。抗抑郁药物可以直接作用于很多器官，产生不良反应。另外，药物剂量大小及药物治疗血浓度水平，对不良反应的发生均有关联性。

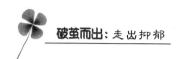

八、抗抑郁药的不良反应及其处理

1. 三环及四环类抗抑郁药

（1）中枢神经症状。

三环和四环类抗抑郁药的抗胆碱能和抗组织胺作用，可以导致意识模糊和谵妄。谵妄的发生率与药物剂量有关，当血药浓度达到300 mg/mL 时，谵妄的发生率就会增加。有一项研究表明，在接受叔胺类，特别是阿米替林治疗时，当血药浓度达到 450 mg/mL 以上时，有 67.0% 的患者发生谵妄。患者在治疗过程中，如果精神症状反复加重，临床医生则要警惕是否有谵妄的发生。与痴呆共病的抑郁症患者更容易发生谵妄，应避免应用抗胆碱能作用较强的 TCAs。一旦发生谵妄，可以应用毒扁豆碱（依色林）肌肉或静脉注射以缓解谵妄症状［可用毒扁豆碱 1 ~ 2 mg 肌肉或静脉注射。如注射后 10 ~ 20 分钟未见改善，可再以此剂量重复 1 次。因该药半衰期短（1 ~ 2 小时），故要反复用药维持］。

三环类药物的毒性作用主要与中枢性及周围性的抗胆碱能作用有关，而毒扁豆碱正是胆碱能药物，并能通过血脑屏障（BBB），故对三环类药物中毒有较好的拮抗作用。毒扁豆碱由于作用时间短暂，可以作为诊断用药物（对谵妄症状而言），但不能作为真正意义上的治疗用药。

所有三环和四环抗抑郁药都可能引起癫痫的发作，并且发生率与血药浓度有关。据报道，氯米帕明的剂量增加到 250 mg/d 时，癫痫发作的危险性为 0.5%；大于 250 mg/d 时，发作的危险性达到

1.7%。马普替林引发癫痫发作的危险性为 0.4%；但当超过最大推荐剂量 125 mg/d 时，癫痫发作的危险性会增加。TCAs 引发癫痫的机制还不是很清楚。有人认为抗抑郁药引发惊厥是由于药物作用于 γ—氨基丁酸受体—氯化物—离子通道复合物从而阻止氯离子出入。凡有癫痫发作史的抑郁患者都不宜选用 TCAs 药物。

应用 TCAs 可以引发一种细小而又快速的震颤。由于这种震颤与剂量有关，在大剂量时出现且与抑郁症状无关。因此，出现这种震颤症状时，表明血药浓度已达到较高水平，应减少剂量。减少剂量后可以缓解震颤，也可用 β－肾上腺能阻滞剂普萘洛尔治疗。其他神经症状有肌张力低下、构音障碍、知觉异常、末梢神经炎、中枢性发热、舞蹈样异常运动等，必要时可减少药物剂量，或换用其他抗抑郁药物。

（2）抗胆碱能作用。

最为常见的是 TCAs 能阻断毒蕈碱样胆碱受体引起的一系列抗胆碱能不良反应，表现为许多自主神经症状，如口干、便秘、多汗、头晕、低血压、排尿困难、青光眼、雾视、浮肿、体重增加、阳痿、射精延迟等，现分述如下。

①口干：患者常诉口腔内难受不适，容易合并口腔感染，成为龋齿原因。多饮茶，含口慢咽，也可用口含酸梅等刺激口涎分泌。中药枫斗泡茶慢咽有一定效果，滋阴清热中药汤剂也可选。

②便秘：最常见，尤以老年人多见，严重时会引起麻痹性肠梗阻。建议食用多纤维的食物，进行适当的运动，缓泻剂、中药麻仁丸、龙荟丸、承气汤等都有缓解效果。

③多汗：黄芪生脉饮有一定效果。多汗可能与 NE 能作用有关。

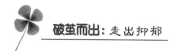
④头晕：站立时有摇晃感，初期多见，1周左右消失。可适当减量或夜间给药。

⑤体位性低血压：低血压初期并不少见，体位性低血压在晚间上厕所时较易发生，一般不需特殊处理。老年人剂量宜减少，需加强监护，劝其作体位改变时，需缓慢，站立时两足交换以支持体重。

⑥排尿困难：以男性多见，尤其多发生于前列腺肥大者。可予下腹部热敷、轻按摩或理疗，必要时使用抗胆碱酯酶药，甚至导尿。

⑦青光眼：闭角型青光眼禁用，但慢性单纯性青光眼者并非绝对禁用对象。

⑧雾视：这是属于眼的调节障碍，视远物时可无影响，但阅读或做精细作业时可有视力调节障碍。此时，需要向患者解释以消除顾虑，用毛果芸香碱点眼或可奏效，可服枸杞子。

⑨浮肿：是由于膜通透性变化而产生电解质平衡改变所致，严重时可使用利尿剂。

⑩体重增加：与药物对丘脑下部的作用有关，可适当控制饮食及适当增加运动。阿米替林治疗6个月，体重平均增加7 kg。

⑪阳痿、射精延迟：这种不良反应可能与5-HT能变化有关。

⑫过敏性皮疹：有时与光敏感有关，严重时应停药。

⑬其他不良反应。

● 肝脏：偶见阻塞性黄疸，个别患者发生急性重型肝炎。

● 血液：偶见出现粒细胞减少症，严重时应立即停药。

● 恶性症状群：这是严重不良反应，甚至危及生命，但幸运的是非常罕见。

● 致畸性：在怀孕期间应停用所有药物，这是最理想的选择。但是患者和医生常处于两难的境地。对于有抑郁症病史的患者来说，抑郁症在孕期和产后复发的风险是非常高的，如果停药，那么要考虑抑郁症复发的风险。在中断药物治疗之前，应当把停药的益处和风险告知患者，便于其做出决定。如果在患者怀孕期间继续应用 TCAs，而患者孕期的新陈代谢相对发生了改变，那么应对药物剂量需要做出适当调整。而出生后的婴儿往往会出现撤药反应，如气短、发绀、易激惹和吮吸反射差等。对于这样的患者，应该在分娩 1 周前停药。

TCAs 可以通过乳汁排泄，乳汁中的药物浓度与血浆中的浓度相似，但实际上分娩时，新生儿体内的药物浓度是非常低的，通常检测不出来。在长期的 TCAs 用药和对这些药物安全性的报道中，尚未见有关 TCAs 对新生儿有损害的报道。但在多数抗抑郁药物说明书中，为安全起见，常有孕妇和哺乳期妇女禁用或不推荐应用的说明。

（3）心血管系统。

此类药物除抗胆碱作用外，对心脏也有直接毒性作用，颜文伟主编的《临床精神药理学》（1998 年）中详述记载了此类药物对心脏的毒性作用主要出现在大剂量时。

①大剂量时减弱心肌收缩力，减少心输出量。

②复极障碍：常见 T 波倒置或平坦，ST 段下降和 Q—T 间期延长。

③心律失常：早期常见窦性心动过速，不需特殊处理，进一

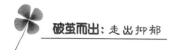

步发展可出现窦性心律不齐，阵发室上性心动过速，心房扑动或心房颤动，少数病例出现心室颤动。

④传导阻滞：可从不全传导阻滞到完全传导阻滞，并可导致心脏停搏。

因此，在应用这类药物时必须经常进行 EKG 监护、随访，尤其是在大剂量时。一旦发现有严重改变，应予减量或换药。室性心律失常时，可用利多卡因治疗。当本类药物急性中毒出现心血管障碍时，毒扁豆碱静注常可出现迅速效果。

江开达主编的《精神药理学》第 2 版（2007 年），对三环类抗抑郁药物引起心血管作用作了详细讨论，提出临床医生应做出如下考虑。

● 对没有心脏病的成年人患者应用 TCAs 治疗可能会引起直立性低血压，但不会引起心脏传导阻滞。

● 对原有心脏传导延迟的患者，TCAs 可能引起心脏传导阻滞。

● 对缺血性心脏病的患者，持续应用 TCAs 将会增加心脏的负担和降低心率变异性，增加猝死的可能性。

● 对 12 岁以下的儿童患者，给予 TCAs 时，容易引起猝死，可能是影响心脏的传导系统或降低心率变异性的缘故。

● 心律失常是 TCAs 过量从而引起死亡最常见的原因。

关于心脏的安全问题，最近研究表明对心肌梗死后抑郁患者，可以应用 SSRIs（如舍曲林）进行治疗；提示 TCAs 对缺血性心脏病患者来说是相对禁忌的，而其他药物疗效不好的难治性抑郁患者还是可以考虑应用 TCAs 治疗的，只是在治疗过程中一定要慎重和密切观察。

2. 单胺氧化酶抑制剂（MAOIs）

本类药物最严重的不良反应是对肝实质的损害，如急性重症肝炎，非常危险，可能致命。一旦发生，应立即停止使用抗抑郁药。但新的可逆性 MAOIs 已无此严重不良反应，如吗氯贝胺等不良反应较少、较轻。MAOIs 常见不良反应包括口干、便秘、视力模糊、行走不便、震颤、低血压、性功能障碍等，个别患者可出现尿潴留、肠麻痹、皮疹等，还可引起失眠、多梦或夜惊。因此，不宜在夜间服用。

为避免出现高血压危象，一般不应与三环类抗抑郁药合用。服药期间不能进食含酪胺高的食物，例如酒类、乳酪、酵母、鸡肝、腌青鱼、蚕豆等。

高血压危象的临床表现：突然头痛、血压升高、皮肤潮红、出汗、抽搐、昏迷、严重脑出血。出现高血压危象时，可用短效的 α–肾上腺素能阻滞剂，如酚拉明 50 mg 静注或氯丙嗪 50 mg 肌注。

3. 新一代抗抑郁药

自从 1970 年以来，出现了不少新一代抗抑郁药，如选择性 5–HT 再摄取抑制剂（SSRIs），代表药有氟西汀；去甲肾上腺素多巴胺再摄取抑制剂（NDRIs），代表药有安非他酮；5–羟色胺 2A 拮抗剂及 5–HT 再摄取抑制剂（SNRIs），代表药有文拉法辛；选择性去甲肾上腺素再摄取抑制剂（NARIs），代表药有瑞波西汀；去甲肾腺素（NE）和特异性 5–HT 能抗抑郁药（NaSSA），代表药有米氮平；褪黑素能受体激动剂和 5–HT20 受体拮抗剂（MASSA），代表药有阿戈美拉汀。

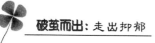

以上这些新抗抑郁药共同特点如下所示。

● 疗效与标准抗抑郁药（阿米替林或氯米帕明）相当。

● 比较安全，对心脏没有明显毒性，即使超量，也不会致命。

● 不良反应少，特别是抗胆碱能不良反应较少或没有。

● 每天服药，通常1天1次，方便。

但它们的效果，并没有超过传统抗抑郁药，起效时间仍未短于2周。新一代抗抑郁药在副作用、安全性、方便性等方面优于三环类抑郁药，但到目前为止，对抗抑郁症疗效未有突破性。新一代抑郁药抑制肝细胞素色P450同工酶2D6及3A3/4，影响体内不少必需物质的正常生成，也会干扰不少药物的代谢，例如抗精神病药、TCAs等。因此，在合并用药时，必须注意药物的相互作用问题。同时，研究者公认，长期服用后性欲的问题会比较突出。

第四节 对不同类型抑郁症及特殊人群抑郁症的治疗

一、对不同类型抑郁症的治疗

1. 伴明显激越的抑郁症治疗

早期可考虑新抗抑郁药 SSRIs 合并二氮䓬类如阿普唑仑（0.4～1.2 mg/d）、劳拉西泮（1～4 mg/d）或氯硝西泮（2～4 mg/d）。当激越焦虑症状缓解后，可逐渐停用苯二氮䓬类药物，继续使用抗抑郁药治疗。抗抑郁药治疗应保证足量、足疗程治疗。抗抑郁药可考虑选用有镇静作用的抗抑郁药，如 SSRIs 中的氟伏沙明、帕罗西汀，NaSSAs 中的米氮平，SARIs 中的曲唑酮，SNRIs 中的文拉法辛，也仍有选用 TCAs 中的阿米替林、氯米帕明等。

2. 伴强迫症状的抑郁症治疗

抑郁症伴有强迫观念或强迫行为时，药物治疗常选用三环、四环类 TCAs 的氯米帕明及新抗抑郁药 SSRIs 的氟伏沙明、舍曲林、帕罗西汀和氟西汀。通常使用的剂量较抗抑郁剂量大，氟伏沙明可用至 200 mg/d、舍曲林可用 150～250 mg/d、氟西汀可用60～80 mg/d、氯米帕明可用 150～300 mg/d。必要时可合并苯二氮䓬类药物治疗。

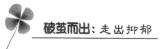

3. 伴精神病性症状的抑郁症治疗

可在使用抗抑郁药物治疗的同时，合并典型抗精神病药物或非典型抗精神病药物，如利培酮、奋乃静、舒必利、奥氮平等。剂量可根据精神病性症状的严重程度，适当进行合理调整。当精神病性症状缓解后，继续治疗 1~2 个月，或更长时间。若症状未再复现，可考虑逐渐减药直至停药。减药速度不宜过快，避免出现撤药综合征。

4. 伴有躯体疾病的抑郁症的治疗

在积极治疗抑郁症的同时，必须有效控制躯体疾病，对抑郁症的治疗，尽可能选用不良反应少、安全性高的 SSRIs 或 SNRIs 药物。如对有肝、肾功能障碍的患者，抗抑郁药的剂量不宜过大。若是躯体疾病伴抑郁障碍，经抗抑郁治疗，抑郁症状缓解后，可考虑逐渐减量至停用抗抑郁药；若是躯体疾病诱发抑郁障碍，抑郁症状缓解后仍需继续治疗。

二、 对特殊人群抑郁症的治疗

1. 老年患者

随着年龄增长，老年人各器官在功能和形态上都有变化，如心血管系统、消化系统、呼吸系统和肾脏以及免疫功能都有明显变化。消化系统的改变常见有胃黏膜的萎缩，胃肠道血流量减少，胃酸缺乏，胃排空速度减慢，这些变化均会减少和减慢药物的吸收。因此，药物及营养物质的吸收常受影响，导致药物吸收的速度比青壮年人差。老年人身上药代动力学改变，可导致血药浓度的变化。老年人体内的水电解质、血压和血液循环、体温等的平衡调控功能减退，这会影响机体对药物的生理性适应能力。例如，几乎所有的精神药物都可以增加跌倒和髋关节骨折的风险。随着年龄增长，大脑多巴胺、乙酰胆碱功能下降，使机体对精神药物的敏感性增加，甚至轻微的抗胆碱能作用，即可导致老年患者的认知功能损伤。同样，老年人在试用抗抑郁药物时，在较低的药物血浓度时，就会出现药物的不良反应。老年人对药物的敏感性高于年轻成人，尤其是传统的抗精神病药和抗抑郁药物的不良反应较多，如三环和四环类抗抑郁药物通常有明显的抗胆碱和心血管系统副作用，包括视物模糊、口干、心悸、尿潴留、麻痹性肠梗阻，加重或诱发老年患者的闭角性青光眼、直立性低血压、心脏传导阻滞等，所以老年患者应慎用。

选择性 5- 羟色胺再摄取抑制剂（SSRIs）的副作用比三环和四环类（TCAs）抗抑郁药要少得多，用于老年人的临床研究较多，安全性和有效性已有较多依据，而且服用方便，每天只服药 1 次，药物过量也比较安全，比较适合老年患者使用。这类药物不良反应主要有恶心、呕吐、腹泻、激越、失眠、静坐不宁、震颤、性功能障碍和体重减轻等。各种 SSRIs 引起的上述副作用的严重程度和发生频率可有不同，如帕罗西汀、氟伏沙明具有一定的镇静作用，可在一定程度上改善睡眠；氟西汀引起失眠、激越的可能性较大，因此，适合于伴有淡漠、白天思睡的抑郁症患者。SSRIs 的有效治疗剂量分别为氟西汀 20 mg/d、帕罗西汀 10～20 mg/d、舍曲林 25～50 mg/d、氟伏沙明 25～50 mg/d、西酞普兰 10～20 mg/d。对疗效欠佳者，剂量可适当增加。使用

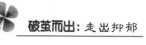

SSRIs 时，还应考虑它们对肝脏 P450 酶的影响，因老年患者常共患多种躯体疾病，需要同时使用其他治疗躯体病的药物。相对而言，舍曲林和西酞普兰对肝脏 P450 酶的影响较少，安全性要好些。

抗抑郁药文拉法辛和米氮平是 5-羟色胺和去甲肾上腺素回收抑制剂，其作用机制与三环类抗抑郁药有相似之处，但抗胆碱及心血管系统的不良反应相对要少，对 SSRIs 治疗无效的病例可酌情选用。但目前对新型抗抑郁药用于老年人的临床研究还比较少，尚缺乏对老年人的临床研究或循证医学证据，宜谨慎选用。一般来说，在临床使用过程中老年人的剂量应比年轻人要小，应遵循"少剂量起始，缓慢增加药"的原则。但也有研究发现，校正药代动力学差异后，老年患者的剂量应与年轻患者相当。

2. 自杀患者

香港大学防自杀研究中心总监叶兆辉在澳大利亚东亚论坛网站 2014 年 9 月 3 日的文章中提出：中国怎样才能继续降低自杀率？报告说：过去十年中国的自杀率大幅下降。20 世纪 90 年代，中国是世界上自杀率最高的国家之一，据估测每 10 万人就有 23.2 人自杀，每年的自杀人数达到 25 万，占全球自杀总人数的四分之一。但到 2012 年中国的平均自杀率已降至每 10 万人有 9.8 人自杀，比 20 世纪 90 年代下降了近 60.0%。近年来，中国政府制定以人为本的社会政策，提高对精神疾病的防治水平，降低服务门槛，同时唤起公众对抑郁症和预防自杀的意识。此外，改善工作环境、呵护心理健康也在进行中，政府还启动专门的项目扶助精神疾病的弱势群体，努力为自杀率下降做出重大贡献。

第四节 对不同类型抑郁症及特殊人群抑郁症的治疗

对一个患者，尤其是对一个抑郁症有自杀倾向的患者来说，医生到底要怎样帮助他们？生物—心理—社会医学模式是医生帮助患者的纲领。心理治疗是基础，可以消除自杀症状，帮助患者恢复社会功能，是无可厚非的，但药物也是心理治疗的基础，药物治疗能解除疾病症状，会增加治疗的信心，所以药物治疗可提高心理治疗的效果。在药物治疗的同时，应同时进行心理治疗，进行社会功能的康复，是患者回归社会的重要组成部分。

很多具有自杀观念或自杀行为的患者，可能会选择过量服用药物来实施自杀的目的。因此，医生在处方时应选择安全性高的抗抑郁药，如SSRIs类药物。通常，TCAs毒性大，应该尽可能避免使用。成人服用高于治疗剂量3～5倍的剂量的药物即有可能致死（儿童更低，5 mg/kg的剂量即有毒性）。大多数的第二代、第三代抗抑郁药即使过量使用，也是安全的。因此，对有自杀倾向和行为的患者，处方必须遵循以下原则。

①以选用SSRIs类安全性大的新药物为首选。

②针对每一次处方应适当控制总量。

③药物必须由家属掌控，按时、按量发放并看着患者吞下，防止患者贮存后一次性吞服自杀。

④病历上必须写明告知家属防止患者自杀、加强监护等事项。

3. 孕妇或产后患者

（1）选择治疗方案的临床类别参考。对妊娠期抑郁症和产后抑郁症患者应根据病情严重程度，合理选择治疗方案。常见有以下临床类别供参考选用。

①既往无抑郁症病史，妊娠头3个月出现轻度抑郁，应首选

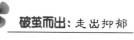

非药物治疗，必要时给予心理咨询及心理疏导治疗。

②曾有轻度至中度单次抑郁发作史，目前在服用抗抑郁药治疗，病情稳定，已孕或想怀孕者，应试行减药或停药，此时心理治疗可能有效（如认知行为疗法）。

③轻度至中度抑郁症患者，需要继续治疗，如既往用 SSRIs 有效，现准备怀孕或已孕，应选择半衰期短的药物，如帕罗西汀、舍曲林等。在确定妊娠后立即停药，药物及其代谢产物可以在胎盘循环建立之前被快速清除。

④有中度至重度抑郁症（如自杀、拒食、精神病性症状等）或妊娠头 3 个月以后症状仍持续存在者，宜用药物治疗。

⑤有中度至重度抑郁症状反复发作，并曾有多次停药后病情复发或波动病史而目前试图怀孕的患者，宜持续使用抗抑郁剂治疗。

目前的研究认为，除 MAOIs 外，其他抗抑郁药物致畸风险相对较少。TCAs 中以去甲替林较好，SSRIs 中选用氟西汀等，妊娠期重度抑郁伴有自杀、伴有精神症状、个人生活不能自理时，需快速采取综合治疗，必要时可住院选用 ECT 治疗。妊娠期间应用电痉挛治疗已有 50 年之久，它对妊娠期间急性躁狂发作和精神病抑郁急性发作相对而言是安全有效的。文献报道中仅 1 例出现胎盘早期剥离。

（2）妊娠期间和哺乳期使用精神药物的原则。

TCAs 中氯米帕明是被美国儿科学会列为唯一适用于母乳喂养的抗抑郁药。有研究报道，婴儿通过乳汁接触阿米替林和去甲替林，但未见临床不良反应。另外，相关研究证实，通过乳汁暴露于舍曲林、帕罗西汀及氟伏沙明的婴儿均未见明显不良反应。有较多研究报道，SSRIs 中氟西汀、帕罗西汀、舍曲林均相对安全。

为了坚持以孕产妇安全为前提，因怀孕而停药或孕后心理负担，都可能带来身心不适，怀孕本身也会导致精神抑郁障碍的复发（23.0%）或症状加重。所以，不管是孕期的哪个阶段，只要孕妇的健康受到威胁，就要及时恢复正规治疗。以哺乳期精神障碍妇女为例，产后早期使用抗抑郁药物，可以减少抑郁症的复发，而产后预防性地应用锂盐，可以显著降低围产期情感障碍的复发率。

最后，仍然要提出，药物的选择和用量要考虑到胎儿或婴儿的安全，尽量避免选用可能有致畸风险的药物，药物剂量应为最少的有效剂量且治疗时间尽可能短。虽然抗精神病药、抗抑郁药、抗焦虑药的致畸作用尚缺乏确凿证据，但原则上应尽量避免在妊娠期和哺乳期用药，有人甚至提出应在停药约半年之后再怀孕，以避免药物对精子和卵子发育带来不利影响。孕后的头 3 个月更应尽量不用药，因为胎儿早期的发育更易受到环境中不利因素的干扰，所以提倡哺乳期服药者，尽可能改用人工喂养法养育婴儿。因为现代儿童人工喂养条件很好，用人工喂养既不会影响孩子的发育，也可让母亲放心服药，母亲和其他亲人应做出其他方面的努力，以补偿人工喂养的不足，保证孩子健康地发育成长，同时有利于母亲的正常治疗，对母婴均有益。

4. 儿童和青少年患者

江开达主编的《精神药物学》一书中记载：儿童和青少年抑郁症的患病率在 1.8% ~ 4.6% 之间，平均每次抑郁的发作时间在 9

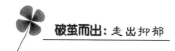

个月左右，大约有 50.0% 的儿童和青少年会出现复发。从青少年到成人的发展过程中，抑郁症有上升的趋势。心境恶劣障碍在儿童中的患病率为 0.6%~1.7%，而在少年中的患病率为 1.6~8.0%。因此，儿童抑郁症的治疗问题应引起精神卫生界的关注。

（1）三环类抗抑郁药（TCAs）。少年儿童的抗抑郁药物治疗主要还是停留在经验用药。TCAs 在临床上治疗成人情感障碍中的应用已被证实有效，但副作用较大，许多新型的抗抑郁药如 SSRIs 副作用大大降低，安全性比 TCAs 高。因此，越来越多的临床医生主张在治疗少年儿童过程中不把 TCAs 作为首选药。临床上常用的 TCAs 有丙米嗪、阿米替林、多塞平、氯米帕明等，其疗效为 60.0%~80.0%。TCAs 副作用较大，用药应从少剂量开始，通常 TCAs 剂量为每日 2~5 mg/kg，分 2~3 次口服，起效时间多在服药后 5~14 日。儿童服用 TCAs 的常见不良反应有口干、便秘、视物模糊、血压升高、心电图改变等。突然停药可产生撤药反应。

（2）若过量使用或误用抗抑郁药可能会有生命危险。因此，须密切观察，及时调整治疗计划，加强心电图监测和血药水平监测，应全程监护治疗安全。

（3）选择性 5- 羟色胺再摄取抑制剂（SSRIs），主要包括氟西汀、西酞普兰、帕罗西汀、舍曲林和氟伏沙明，逐渐被用于儿童、青少年抑郁症的治疗。

有资料报道，Juin 等人观察 31 例 9~18 岁的儿童和青少年抑郁症患者，口服氟西汀 20~80 mg/d，治疗 7~9 周，74.0% 有显著改善。舍曲林治疗儿童和青少年抑郁症患者的剂量为 50~200

mg/d，平均为 130 mg/d，有效率可达 69.0%；氟伏沙明对儿童和青少年抑郁症的治疗，除了可改善情绪症状外，还可改善睡眠，对伴随有强迫症状的患者效果更好。另有使用西酞普兰治疗儿童和青少年抑郁症的治疗平均剂量是 23 mg/d，治疗 8 周后抑郁症状明显改善，痊愈率达到 36.0% 等。

SSRIs 常见不良反应，有胃肠道症状、激动不安、出汗、头痛、静坐不能等，少数报道氟西汀可引起躁狂症和轻躁狂，易发生于注意缺陷多动障碍。少数报道服用 SSRIs 可以出现自杀意念和癫痫发作；SSRIs 的半衰期短，突然停药可以引起撤药症状，甚至可在停药后 6~8 周发生。此外，在应用 SSRIs 治疗儿童和青少年抑郁症时，须注意与其他药物的相互作用，以避免不良反应的发生。如 SSRIs 与单胺氧化酶抑制剂（MAOI）合用，可产生 5–羟色胺综合征，表现有高血压、意识不清、激动等危重征象。

目前只有氟西汀被美国食品药品监督管理局批准用于儿童（17 岁以上）重性抑郁症的治疗。舍曲林（6 岁以上）、氟伏沙明（8 岁以上）被食品药品监督管理局批准用于儿童强迫症，虽没有批准用于抑郁障碍，但由于来自临床成功的经验和药物已显示出对儿童抗抑郁的安全性，舍曲林和氟伏沙明在临床上也已被作为儿童、青少年抑郁障碍的一线用药。

2004 年美国研究表明，帕罗西汀的药理作用容易引起儿童和青少年的自杀倾向，食品药品监督管理局不提倡 18 岁以下患者使用该药。2004 年 3 月，美国食品药品监督管理局就儿童和成年患者使用新型抗抑郁症药（安非他酮、西酞普兰、氟西汀、度洛西汀、氟伏沙明、米氮平、奈法唑酮、帕罗西汀、舍曲林、

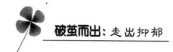

艾司西酞普兰以及文拉法辛）会导致抑郁症自杀风险增加的问题发布了公众健康警告。建议对所有接受抗抑郁药物治疗的患者，应密切关注其自杀的风险，尤其是在治疗初期，以及药物剂量增加期间。食品药品监督管理局提醒医护人员、患者家长及看护人员应加强对患者日常行为的监测，在医生的指导下正确使用此类药物。

第五节　双相障碍的治疗

一、概　论

双相障碍是一种常见且易复发的严重精神疾病，与单相抑郁障碍的比例达1：1.90以上时为反复发作，终生平均发作9次。根据1990年全球疾病负担调查，双相障碍导致的伤残率在所有疾病中排列第六，在精神疾病中排列第三。

双相障碍所致的危害不仅表现为处于躁狂发作、轻躁狂发作、混合发作、抑郁发作的患者的各种功能障碍，要在精神症状改善后很久才能逐渐全面恢复，而且反复发作可导致持久的社会功能损害。最近一些关于疾病自然病程结局的研究显示，许多双相障碍的患者可能经历很长一段时间既没有完全缓解，也没有明显的临床综合征，而是残留某些临床症状，尤其是抑郁症状的阶段。鉴于双相障碍临床表现的多样性和复杂性，制定合理有效的治疗方案是非常重要的。

二、双相障碍治疗的目标与原则

双相障碍的治疗目标与许多慢性疾病相似，即急性发作期要

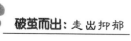

快速控制症状，使疾病完全缓解，预防复发，消除残留症状，恢复社会功能，提高生活质量。

双相障碍的治疗十分复杂。首先，临床表现复杂多样，除了心境障碍，常伴有行为、感知和认知功能障碍。因此，成功的治疗需要全面改善所有的这些症状。其次，疾病的表现形式多种多样，发作形式、发作频率、严重程度、伴发精神性症状和合并躯体其他疾病等，各有不同，这使得治疗更为复杂。特别值得指出的是，某些药物也许仅在疾病的某个阶段是有效的，某些药物也许还会导致疾病在转相期发作。鉴于上述情况，联合用药对于双相障碍治疗尤为重要。

双相障碍的治疗传统上分为：①急性期治疗，包括躁狂发作、混合发作、抑郁发作的治疗；②预防复发的维持治疗。抑郁症治疗方案中的药物治疗原则也适用于双相障碍治疗。

双相障碍最常见的表现为抑郁发作。双相障碍治疗是否成功，很大程度上取决于患者对治疗的依从性的强弱。

三、双相障碍治疗的方案及其实施

（一）急性躁狂发作及混合发作的治疗

急性躁狂发作及混合发作，属于医学急诊，常需要在医院接受治疗时要保证患者本人及周围人的安全。治疗的首要目标是快速减轻症状，随后是使症状缓解以及使社会、心理、职业功能恢复。一般来说，药物治疗是双相障碍及其躁狂、混合发作的主要手段。一些药物已被证明治疗急性躁狂发作及混合发作十分有效。如锂盐、丙戊酸盐、奥氮平、卡马西平、齐拉西酮、阿立哌唑或氯丙嗪均能有效治疗急性躁狂发作。多项研究显示，联合使用上述药物比单一用药，有更好的急性期疗效。

以下分别简介治疗双相障碍的常用药物。

1. 锂盐

50 多年来，锂盐一直是治疗急性躁狂发作的主要药物，其疗效与丙戊酸盐、卡马西平、利培酮、奥氮平及传统抗精神病药物相当。锂盐治疗急性躁狂时，可通过监测血锂浓度的手段而发挥最大作用，其有效治疗浓度为 0.8 ~ 1.2 mmol/L。有学者研究发现，任何心境稳定剂（锂盐、丙戊酸钠、卡马西平）的抗躁狂作用起效的快慢均与其治疗血浓度的滴定度成正比。最近的一项研究中，锂盐开始的治疗剂量为 20 mg/（kg•d），治疗 24 小时后，血锂浓度就达到治疗浓度，躁狂症状在 5 天内便有了明显改善。有随机研究显示，有效患者通常在治疗 7 ~ 14 日内临床症状明显改善。但锂盐治疗的有效血浓度与中毒血浓度相近，要注意严格监测血锂浓度，避免发生意外。

2. 丙戊酸盐

很多随机对照研究表明，丙戊酸盐治疗急性躁狂发作、混合发作的效果优于安慰剂，与锂盐、氟哌啶醇、奥氮平相当。有报道称，在使用传统抗精神病药物的基础上加用丙戊酸盐治疗急性躁狂，不仅可以减少抗精神病的药物剂量，而且效率也有所提高。还有些研究显示，丙戊酸盐在改善患者精神症状方面与抗精神病药物间无明显差异，提示丙戊酸盐既能改善抑郁症状，也能改善精神病性症状。还有研究发现，丙戊酸盐治疗躁狂发作伴有突出

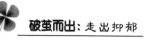

的抑郁症状（如混合发作）及以前多次发作的患者疗效优于锂盐。

丙戊酸盐治疗血浓度的范围较锂盐宽，治疗急性躁狂的有效血浓度在 50～125μg 范围内。一些证据显示，在该范围上限时，治疗效果更好。对丙戊酸盐耐受性好的患者的治疗剂量可以从 20～30 mg/（kg•d）开始，有研究发现这样比开始时低剂量（如750 mg/d）后逐渐加量起效更快。丙戊酸盐治疗急性躁狂或混合发作通常耐受性较好。

常见的不良反应为嗜睡、恶心、呕吐、震颤、体重增加以及反应速度减慢，肠溶剂和缓释剂增加了丙戊酸盐的耐受性。少见的严重不良反应为胰腺炎、血小板减少和转氨酶升高等。

3. 卡马西平和奥卡西平

卡马西平通常被认为是二线抗躁狂药。一些对照研究显示，卡马西平的抗躁狂效果与锂盐和氯丙嗪相当。卡马西平常见不良反应为复视、视力模糊、共济失调、嗜睡、疲劳、恶心等，较少见的为皮疹、白细胞和血小板轻度减少、低钠血症。偶见有严重粒细胞缺乏、再生障碍性贫血、血小板减少、肝功能衰竭、胰腺炎、剥脱性皮炎等。

与卡马西平相反，奥卡西平不会出现自身代谢，不良反应较少。因此，由于有较好的耐受性，而且使用方便，奥卡西平越来越有取代卡马西平之势。奥卡西平治疗急性躁狂的效果与锂盐和氟哌啶醇相当。

4. 抗精神病药物

目前大量研究结果提示，抗精神病药物已经越来越多地用于双相抑郁障碍的治疗。在欧洲，抗精神病药物是在多数患者中被用作治疗躁狂的一线药物。美国精神病协会的双相障碍治疗指南中也明确推荐，锂盐或丙戊酸盐与抗精神病药物的适度联合可作为重度躁狂或混合发作状态的一线用药。目前奥氮平、利培酮、喹硫平、阿立哌唑、齐拉西酮已被美国食品药品监督管理局批准为用于治疗双相障碍躁狂发作的适应证。

奥氮平 [olanzapine，商品名：再普乐（zyprexa）]

奥氮平 2000 年被美国食品药品监督管理局批准单一用于双相障碍躁狂发作的急性期治疗。到目前为止，奥氮平是治疗急性躁狂发作双盲，进行随机、平行对照试验研究最多的药物。这些研究发现，在 3~4 周治疗期间，奥氮平在减轻躁狂或混合症状方面疗效优于安慰剂，与锂盐、氟哌啶醇、丙戊酸盐疗效相当，甚至优于丙戊酸盐。奥氮平对躁狂和混合发作时抑郁症状的疗效均较好。在多项安慰剂对照试验中，与 10 mg/d 的起始剂量相比，15 mg/d 奥氮平起始剂量起效更快；有报道称，起始剂量为 20~40 mg/d 时，患者的兴奋躁动症状在 24 小时内就有明显改善，肌肉注射 10 mg 奥氮平 2 小时后兴奋症状就得到更明显的控制。从这些研究结果来看，初始的较大剂量有利于快速控制急性躁狂患者的兴奋症状，因此，可根据精神运动性兴奋的程度选择适当的剂量。

Dan 等研究结果提示，单用奥氮平和奥氮平联用丙戊酸盐均能有效治疗双相障碍的混合发作，而且患者耐受性良好，不良反应相对较轻，可作为长期治疗的选择方案。奥氮平治疗的耐受性好，常见不良反应为思睡、便秘、口干、食量增加、体重增加以及直立性低血压。

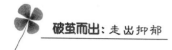

阿立哌唑（aripiprazole，商品名：abilify）

2003 年 1 项为期 3 周的双盲多中心试验结果显示，阿立哌唑和安慰剂对照治疗急性期躁狂或混合发作双相障碍患者的有效率分别为 40.0% 和 19.0%，组间差异明显。

SAChs 等的研究再次证实了阿立哌唑良好的疗效和安全性。另一项多中心研究将阿立哌唑与氟哌啶醇进行对照治疗双相障碍急性躁狂或混合发作，观察 12 周后，发现阿立哌唑组有效率明显高于氟哌啶醇组，且治疗依从性好，受试者脱落率低，锥体外系不良反应发生率远低于氟哌啶醇组，提示阿立哌唑在疗效及耐受性上均明显优于氟哌啶醇。阿立哌唑于 2004 年获得美国食品药品监督管理局批准作为合并用药治疗双相障碍躁狂发作的适应证。

利培酮（risperidone，商品名：维思通 risperdal）

利培酮是继氯氮平之后的第二个非典型抗精神病药。1994 年获美国食品药品监督管理局批准上市，现已经成为发达国家处方用药最多的抗精神病药之一。我国于 1997 年将其引入精神科临床，现为使用最多的一线用药。不少研究证实利培酮能有效治疗双相躁狂发作，且不会诱发或加重抑郁。在 2 项为期 3 周双盲安慰剂对照研究中，利培酮能够迅速而明显地改善急性躁狂症状（甚至在病情严重和混合性发作患者中也如此），而且能够提高患者的总体功能。有研究指出，利培酮至少与氟哌啶醇疗效相同，而且耐受性较好。在一项开放扩展试验中，发现利培酮与一种心境稳定剂合用时，能够有效地治疗躁狂症状，疗效优于单用心境稳定剂。

利培酮是一个成功利用 5-HT2A 和 D2 受体，特异性地联合拮抗机制而研发的新型抗精神病药，同时因其显著的 α 受体拮抗作用，以增强抗精神病疗效和改善认知功能。利培酮总体上具有良好的耐受性，镇静作用轻微，仅引起中等程度的体重增加。治疗开始时应从少剂量起，以防直立性低血压和头昏症状发生。EPS（锥体外系不良反应）的发生存在剂量相关性，通常在低于 4 mg/d 时极少发生，但高于 6 mg/d 时则发生率明显增加，一般治疗剂量为 3 ~ 6 mg/d，首次发病时老年人和儿童患者的治疗剂量相对要低。近年来利培酮又研发出以微球分子为载体的第一个非典型抗精神病药的长效制剂，与以往经典抗精神病的长效制剂相比，该药在制药工艺方面具有质的飞跃，为进一步提高精神分裂症患者及躁狂症的治疗依从性和减少复发提供了新的技术手段。

喹硫平（quetiapine，商品名：思瑞康 seroquel）

其于 1984 年被发现，主要成分为富马酸喹硫平，为二苯并噻氮䓬类衍生物，化学结构和药理学特性与氯氮平较相似。喹硫平于 1997 年经美国食品药品监督管理局批准，用于精神分裂症的治疗并迅速在世界近百个国家上市。近年来喹硫平用于双相躁狂的治疗受到了极大关注，不同国家多位研究者通力合作，进行了多项研究。结果证实，无论是单一用还是与心境稳定剂联用，喹硫平剂量即使高达 800 mg/d，也能在保证疗效的前提下，获得良好的耐受性，并且喹硫平单一治疗的抗躁狂作用显著优于安慰剂，心境稳定剂联用喹硫平组的治疗有效率和症状缓解率也明显高于心境稳定剂联用安慰剂组。喹硫平使用最常见的不良反应是嗜睡和口干等，与以往的文献报道其用于精神分裂症治疗时的不良反应相似。

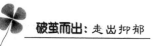

齐拉西酮（ziprasidone，商品名：卓乐定 geodon）

齐拉西酮是一种有效的新型多巴胺 D2 受体和 5-HT2 受体的平衡拮抗剂，可以口服或静注给药。2001 年其经美国食品药品监督管理局批准上市，用于精神分裂的治疗。2003 年两项多中心临床试验研究了齐拉西酮（80 ~ 160 mg/d）和安慰剂对照治疗双相障碍躁狂急性期或混合发作的患者，3 周双盲治疗期末，齐拉西酮组各项量表的评定分较基线均有明显改善，且疗效显著优于安慰剂组。同时，受试者对齐拉西酮普遍具有良好的耐受性。较多的常见不良反应为困倦、头痛、头晕及胃肠道反应等，均比较轻微。安全性上两组具有可比性，但疗效上齐拉西酮组优势明显。另一项随机双盲对照临床试验分别联用齐拉西酮和安慰剂 3 周，观察分析其各项量表的评分变化。结果证实，在用药后 4 日，锂盐与齐拉西酮联用组的躁狂和相关精神病理学症状获得明显改善，提示锂盐与齐拉西酮合用较单用锂盐，能够较早地获得临床改善，更适用于急性期患者。

氯氮平（clozapine）

1958 年首先在瑞士合成，20 世纪 60 年代开始用于临床，20 世纪 60 年代末，氯氮平成为当时欧洲治疗精神分裂症的主要用药之一。氯氮平对伴有或不伴有精神病性症状的急性躁狂疗效显著，但由于其发生严重不良事件（如粒细胞缺乏和抽搐发作）的风险较大，仅限于难治性躁狂的治疗，有一些大样本的研究显示氯氮平治疗难治性躁狂效果较为显著。为避免该药导致粒细胞缺乏的危险性，必须定期监测血白细胞计数，一旦发现有白细胞减少趋势时，应立即停用氯氮平，可以避免粒细胞缺乏、心肌损害和癫痫发作等严重致死性潜在危险。

氯氮平除明显抗精神病作用外，尚有明显抗躁狂发作和一定的抗抑郁作用。对躁狂发作、精神病性抑郁、难治双相障碍，特别是快速循环型或慢性难治性躁狂和难治性精神分裂症，都同样有效。鉴于氯氮平具有粒细胞缺乏症、心肌病变而猝死、代谢障碍所致糖尿病等并发症及谵妄的发生风险，故其只限于二线甚至三线用药，即主要针对难治性病例的治疗。

5. **其他治疗**

（1）电痉挛（electroconvulsive therapy, ECT）治疗。对那些躁狂发作伴有严重精神病性症状或紧张症症状的躁狂患者，ECT是一种重要的治疗手段。一些回顾性对照研究发现，ECT效果优于锂盐以及锂盐合并氟哌啶醇。

（2）心理治疗。急性患者（躁狂）的心理治疗主要是建立和维持治疗性同盟关系，改善自知力，为患者及其家属提供有关双相障碍的基础理论知识和临床表现。当症状缓解后，此时心理治疗着重提高患者对睡眠的认识和识别复发的先兆。

（3）其他新的药物治疗方法。目前已有多项新药物在进行抗躁狂研究。这些药物包括新型抗癫痫药，如加巴喷丁、拉莫三嗪、托吡酯、唑尼沙胺、左乙拉西坦、噻加宾、阿坎酸。

新型非典型抗精神病药，包括苯二氮䓬类药物和钙通道阻滞剂。虽然有不少小样本试验报道，均未有显著抗躁狂优势，不过临床上常采用心境稳定剂联合苯二氮䓬类药物控制躁狂患者的焦虑、失眠、激越等症状。

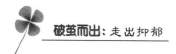

治疗躁狂和混合发作，至目前研究证实，丙戊酸盐和奥氮平在控制躁狂或混合发作方面效果较好。另有研究显示，卡马西平也能有效治疗混合发作。未发现有关其他抗躁狂药物治疗躁狂和混合发作疗效差异的报道。

（二）急性双相抑郁发作的治疗

双相障碍患者中突出的情感症状为抑郁。对多数患者而言，出现临床明显抑郁症状的时间比躁狂发作时间多3倍，双相抑郁若未得到及时治疗，会有很高的自杀风险。对多数双相障碍的患者而言，抑郁发作或一些慢性亚临床综合征抑郁症状群的忽隐忽现是其主要表现，也是导致病残的主要原因。因此，双相抑郁的治疗目标是使症状完全缓解。

双相抑郁药物治疗的原则是以心境稳定剂作为基础药物（锂盐、丙戊酸盐、奥氮平、卡马西平等）。如果心境稳定剂治疗效果有限，可酌情加用抗抑郁药或抗精神病药物。尽量避免单用抗抑郁剂，以减少或避免转躁或循环周期加快的风险。

1. **心境稳定剂治疗急性双相抑郁发作**

（1）锂盐。最近研究中绝大多数报道碳酸锂治疗双相抑郁有效，平均有效率为76.0%，同时使用碳酸锂治疗不会导致转相或诱发快速循环型。有研究者发现对那些已接受心境稳定剂达治疗剂量但抑郁症状仍没有缓解，甚至恶化的患者加用另一种心境稳定剂（锂盐或丙戊酸盐），与加用抗抑郁药物中的帕罗西汀治疗同样有效。

（2）丙戊酸盐。有研究显示丙戊酸盐对烦躁不安性躁狂和混合状态快速循环型的治疗效果较好。

（3）拉莫三嗪。和锂盐一样，在美国精神病学协会制定的《双相障碍实用治疗指南》修订版（2002年）中推荐拉莫三嗪作为治疗急性双相抑郁的一线用药。拉莫三嗪常见不良反应有头痛、恶心、口干、感染等。

2. 抗精神病药物治疗急性双相抑郁发作

（1）奥氮平合并氟西汀治疗。一项对833名双相Ⅰ型抑郁患者为期8周的研究发现，奥氮平以及奥氮平合用氟西汀控制抑郁症状的疗效均优于安慰剂。开始治疗1周左右，使用奥氮平者的疗效就已突显出来，而奥氮平合用氟西汀者不仅在整个试验过程中疗效均优于安慰剂，而且从治疗4周至治疗8周试验结束时，奥氮平合用氟西汀组疗效也优于单用奥氮平组。三组间的转躁率（6.0%～7.0%）无明显差异。这是第一个关于奥氮平治疗急性双相抑郁发作的随机对照研究，证明奥氮平同锂盐一样，也是有效治疗急性双相抑郁的心境稳定剂，也提示奥氮平有预防急性双相抑郁发作短期内转躁的作用。

研究治疗过程中出现躁狂发作的概率：奥氮平治疗为5.7%，奥氮平联用氟西汀治疗为6.4%，安慰剂治疗为6.7%。基于此项研究，美国食品药品监督管理局已经批准奥氮平与氟西汀联合用于双相抑郁的治疗。

（2）喹硫平治疗。非典型抗精神病药物喹硫平与奥氮平一样，在随机双盲对照研究中，显示具有治疗双相抑郁的作用。

有一项分别以喹硫平300 mg/d、600 mg/d固定剂量进行为期8周的治疗双相障碍随机双盲研究发现，无论是300 mg/d组还是

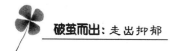

600 mg/d 组与安慰剂相比，根据蒙哥马利—艾斯伯格抑郁评定量表（MADRs）评定该两组患者治疗前后减分值有显著性差异；以 MADRs 评分 ≤ 12 作为临床治愈的标准，以喹硫平 600 mg/d、治疗 4 周时，有 49.0% 的患者达到临床治愈。研究过程中出现躁狂发作的概率中喹硫平 300 mg/d 组为 3.9%，喹硫平 600 mg/d 组为 2.2%，安慰剂组为 3.9%。这说明非典型抗精神病药物具有抗抑郁作用，但不影响心境的稳定性。其作用机理可能与 5–HT 调节作用、NE 的调节作用、DA 的调节作用等有密切关系。

奥氮平和喹硫平的多巴胺拮抗机制也许可以解释它们的抗躁狂作用；而它们对 5–HT2A 的拮抗作用也许与这些药物的情绪稳定作用有关。

3. 抗抑郁药物治疗急性抑郁发作需权衡利弊

在是否需要加用抗抑郁药物来治疗急性双相抑郁发作时，要慎重地权衡利弊后做出决定，因为抗抑药虽然可以缓解抑郁症状，但也会使情绪转向另一个极端。有报道，抗抑郁药物相关的转躁率为 10.0% ~ 70.0%。因此，最近一些治疗指南建议，轻度至中度的双相抑郁应避免使用抗抑郁药物而应单用心境稳定剂，对那些重度或持续的双相抑郁患者在使用抗抑郁药物至症状缓解后，应尽快撤用抗抑郁药物。

最近，拉莫三嗪、奥氮平单一治疗，帕罗西汀联用锂盐或者锂盐联用丙戊酸盐治疗（6 ~ 8 周）急性抑郁的一些随机研究提示，这些药物与安非他酮、文拉法辛、舍曲林 3 种药物抗抑郁治疗的有效率、痊愈率无差异，但安非他酮的转躁率较低，而文拉法辛的转躁率相对较高。但也有报道认为这些药物的转躁率无明显差异。因此，新型抗抑郁药物与心境稳定剂联用的转躁率似乎较低。

总体而言，新型抗抑郁药物的转躁率似乎比三环抗抑郁药物治疗的转躁率要低。所以通常把安非他酮、SSRIs、文拉法辛与心境稳定剂合用，作为一线抗抑郁药。

4. 其他方法治疗急性双相抑郁发作

ECT 治疗双相抑郁在随机对照研究中比 MAOIs、TCAs 或安慰剂治疗有效。严重抑郁伴精神病性症状或紧张症的抑郁可能尤其适用 ECT。

（1）心理治疗：到目前很少有关于任何形式的心理治疗用于治疗急性双相抑郁的随机对照研究。

（2）其他治疗：有一项对 36 例接受心境稳定治疗的双相抑郁患者进行为期 8 周的单盲对照研究发现，托吡酯（平均剂量为 176 mg/d）和安非他酮缓释剂（平均剂量为 250 mg/d）治疗同样有效。两组患者在治疗过程中均未发现转躁现象。也有报道，多巴胺激动剂普拉克索（平均剂量为 1.7 mg/d）治疗效果明显优于安慰剂，普拉克索治疗组有 1 例转躁，安慰剂组则没有患者转躁。

5. 急性双相抑郁发作治疗中应注意的问题

（1）联合治疗。对急性双相Ⅰ型抑郁发作的治疗，多数学者建议首选心境稳定剂，其理由有三方面的依据。

①在不少随机安慰剂对照研究中，至少一些心境稳定剂有着肯定的抗抑郁效果（尤其是锂盐、奥氮平）。

②心境稳定剂单一治疗的转躁风险明显低于心境稳定剂与抗抑郁药物联用。

③如果单用心境稳定剂，不足以预防转躁，单用抗抑郁药物

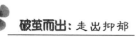

也无法预防转躁。锂盐、奥氮平作为心境稳定剂单一治疗一些急性双相抑郁疗效显著。虽然，目前还无令人信服的权威试验资料可以证明，拉莫三嗪具有抗躁狂效果，但已有资料显示拉莫三嗪单一治疗双相抑郁有效，且转躁率风险低。

临床上常有以下两种情况，建议心境稳定剂与抗抑郁药物联用：对心境稳定剂单一治疗反应不充分时和中至重度抑郁时。

关于抗抑郁药物的选择，帕罗西汀、氟西汀、文拉法辛、安非他酮及反苯环丙胺是目前应用随机安慰剂对照研究最多的药物，它们的转躁风险低于三环类抗抑郁剂。尽管目前还没有关于治疗伴精神病性症状双相障碍的随机对照研究，但临床对此多采用心境稳定剂、抗抑郁药物、抗精神病药联用，以及抗抑郁药物、非典型抗精神病药联用治疗的方案。

（2）快速循环型的治疗。快速循环型病程中急性抑郁发作的治疗是一个非常棘手的问题，因此即使同时合用心境稳定剂、抗抑郁药物，也有可能使循环发作的病程一发不可收拾。

在心境稳定剂中，丙戊酸盐和奥氮平似乎比锂盐治疗快速循环型患者更有效。拉莫三嗪也可能作为一种选择。对快速循环型的治疗研究较少，治疗建议主要以临床经验为主。多数是建议不同种类的心境稳定剂联用（如锂盐和丙戊酸盐联用，丙戊酸盐与奥氮平联用，锂盐和拉莫三嗪联用）。

（三）双相障碍的维持治疗

双相障碍是一个复杂性、终生性疾病，由于双相障碍的高复杂性以及与躁狂或抑郁混合发作，发作期间有残留（症状相关的病残）。因此，1 次躁狂发作后，通常建议维持治疗。维持治疗目标包括预防复发、复燃，消除残留症状，改善社会功能，预防自杀。

1. 心境稳定剂维持治疗的应用

（1）锂盐。二十世纪六七十年代进行的随机安慰剂对照的多项研究显示，锂盐可预防复发。有一项研究为期 6 个月，1 年随访中复发的风险比安慰剂低 4 倍。

合适的血药浓度是锂盐维持治疗的关键。维持治疗的血锂浓度通常低于控制急性躁狂时所需的血药浓度。血锂浓度越高，出现不良反应的概率就越大，常可导致治疗中断。对多数患者来说，最好效应的耐受力范围的血锂浓度为 0.6 ~ 0.7 mmol/L。最佳血锂浓度对多数患者而言，便是能预防复发，减轻亚临床症状，同时达到不良反应时的最低血浓度。

（2）丙戊酸盐。有一项研究显示，维持治疗 18 个月后，丙戊酸盐的复发率降低 20.0%；另一项研究结果是维持治疗 1 年后，丙戊酸盐和锂盐的疗效相似。目前治疗主要借鉴它的治疗血药浓度（50 ~ 125 μg/mL），同时像锂盐维持治疗一样，力争在不良反应最少的情况下，既能预防复发，又能预防亚临床症状群的出现。

（3）拉莫三嗪。有两项为期 18 个月的大样本安慰剂对照研究比较了拉莫三嗪（200 ~ 400 mg/d）和锂盐（0.8 ~ 1.1 mmol/L）的维持治疗效果。结果发现，拉莫三嗪在预防抑郁发作方面优于安慰剂，而锂盐则在预防躁狂发作方面优于安慰剂。另有研究发现，拉莫三嗪和锂盐联用似乎能够有效地同时预防躁狂和抑郁发作。在上述研究中，服用拉莫三嗪的 1200 例患者中有 9.0% 的人出现良性皮疹。由于拉莫三嗪对双相维持期效果好，美国食品药

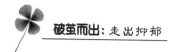
品监督管理局于 2003 年已批准拉莫三嗪用于成人双相障碍患者的维持治疗。

（4）卡马西平。对卡马西平维持治疗双相障碍进行了不少研究，但其中多数研究结果用方法学解释较困难。最近有一项研究表明，维持治疗 1 年后，复发率情况为卡马西平组为 37.0%，锂盐组为 31.0%，无明显差异。目前关于卡马西平维持治疗血药浓度和疗效关系间的资料较少。有一项长期维持治疗研究发现，在维持治疗的第 3 年，卡马西平合并锂盐治疗疗效优于两种药物中任何一种的单独治疗效果。也有报道卡马西平治疗不典型症状疗效比锂盐好。

（5）抗精神病药。到目前为止，大量研究结果提示，抗精神病药物已经越来越多地用于双相障碍的治疗。在欧洲，抗精神病药物在多数患者中被用作治疗躁狂的一线药物。美国精神病协会的双相障碍治疗指南中也明确推荐，锂盐或丙戊酸钠与抗精神病药物的适度联合，可作为重度躁狂或混合发作状态的一线用药。目前奥氮平、利培酮、喹硫平、阿立哌唑、齐拉西酮已被美国食品药品监督管理局批准用于治疗双相障碍躁狂发作的药物。

奥氮平

有许多研究证实，奥氮平维持治疗与丙戊酸盐维持治疗的效果相当。奥氮平在预防躁狂发作方面优于锂盐，在预防抑郁发作方面与锂盐疗效相当。奥氮平联合锂盐或丙戊酸盐维持治疗，预防复发疗效优于安慰剂联合锂盐或丙戊酸盐治疗，甚至奥氮平单一维持治疗比单用锂盐更能延缓躁狂或混合状态的复发，其差异具有显著性。这一发现与临床关系密切,它提示对急性期奥氮平联合锂盐或丙戊酸盐控制躁狂发作有效的患者继续以奥氮平联合锂盐或丙戊酸盐维持治疗,可以获得较低的复发率。

最近在一项双盲随机安慰剂对照试验中,361 例双相 I 型障碍急性躁狂或混合发作的患者,应用奥氮平开放性治疗 6~12 周,达到症状缓解后,继续随机服用奥氮平或安慰剂作维持治疗。结果是奥氮平组再次复发的平均天数为 174 天,而安慰剂组仅为 22 天;无论是躁狂、抑郁,还是混合状态的发作,奥氮平组均显著优于安慰剂组,再次证实,奥氮平用于双相障碍的维持治疗有效。

利培酮

有一项为期 6 个月的利培酮单一治疗双相障碍研究证实,躁狂和抑郁症状均随时间延长而不断改善。可见利培酮用于双相障碍的维持治疗有效。

利培酮长效注射剂实验证明,每隔两周注射 1 次,在治疗 12 个月后,进行杨氏躁狂评定量表(young mania rating scale,YMRS)、临床总体印象量表(clinical global impression,CGI)、严重评分量表和汉密尔顿 17 项抑郁评分量表(hamilton depression rating scale 17,HAMD-17)等的测查,其结果是治疗期末的各项量表评分与基线相比均有显著降低,且整个观察期内无一例复发,提示 RLAI 用于双相障碍稳定期的维持治疗有效。2009 年 5 月,美国食品药品监督管理局已批准了 RLAI 作为双相 I 型维持治疗的单一治疗以及用作锂盐或丙戊酸盐的辅助治疗。

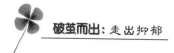

（6）其他治疗。

① ECT。有关 ECT 维持治疗双相障碍的系统性随机对照研究较少，然而一些自然研究提示，对药物维持治疗反应不充分的患者，采用 ECT 维持治疗也是一种选择。

②心理治疗。临床上多数双相障碍患者往往由于疾病而产生一系列的心理问题，如人际关系方面的问题，婚姻、妊娠、抚养子女、学业、职业等方面的问题。对一些特殊心理问题，开展心理干预，有利于改善双相障碍的长期预后。这些干预包括教育治疗、人际关系治疗、家庭治疗以及认知行为治疗等，可以减少抑郁复发率，减轻情感症状，改善人际关系的压力，延长缓解期。

③新的治疗方法。几乎所有肯定的或推测的抗躁狂药物（如非典型抗精神病药物和新型抗抑郁药）都可能是有效的适合于长期治疗的心境稳定剂。

在为期 1 年的关于难治性双相障碍和分裂情感性障碍（双相Ⅱ型）研究中，氯氮平治疗比通常的治疗（心境稳定剂联合传统抗精神病药物治疗）方法更有效，这对于那些对传统药物治疗无反应的患者来说是一种重要的治疗方法。

2. 双相障碍维持治疗中应注意的问题

在双相障碍维持治疗中应注意联合治疗问题。联合治疗不仅对双相障碍的急性期治疗很重要，对双相障碍的维持治疗也同样重要。有一项前瞻性的研究对 258 例门诊双相障碍的患者随访 1 年，发现其中 3 种药物联合治疗的占 20.9%；4 种药物联合治疗的占 18.2%；2 种药物联合维持治疗的占 17.1%；单一药物维持治疗者只占 6.6%。可见联合维持治疗的药物种类很多，最常见有以下两种。

（1）心境稳定剂。

双相障碍的最佳药物维持治疗，对任何一种心境稳定剂均需要达到一定的血药浓度，才能减少Ⅱ型临床症状，预防复发。目前已经提到急性期联合治疗有效患者，奥氮平联合锂盐或丙戊酸盐维持治疗预防复发疗效优于安慰剂联合锂盐或丙戊酸盐治疗。

心境稳定剂联合治疗研究的数据有限，但临床应用并不少见。锂盐和丙戊酸盐联用，锂盐和卡马西平联用，丙戊酸盐与卡马西平联用，或这三种药物联合治疗。锂盐和（或）丙戊酸盐与非典型抗精神病药物联用，以及锂盐和（或）抗抑郁药物或拉莫三嗪联用，均有系列病例报道治疗有效。

（2）心境稳定剂和抗抑郁药物。

关于双相障碍抑郁发作时的抗抑郁药同时联用一种心境稳定剂的时间，多数建议为抑郁症状缓解后，尽快停用抗抑郁药。限制抗抑郁药物的使用，可以减少转躁或发展为快速循环型的风险。然而维持治疗时中断抗抑郁治疗也增加了抑郁发作的风险。有两项研究显示，中断抗抑郁药物的治疗1年后，抑郁发作的风险增加了2~3倍。但相反，抗抑郁药物维持治疗与躁狂发作的风险无明显差异。这两项研究结果提示以抗抑郁药物合并心境稳定剂预防双相抑郁复发对多数患者可行，尤其是那些没有快速循环发作史或快速循环发作风险因子（如物质滥用障碍、甲状腺疾病）的患者。

对抑郁复发可能的预测因素，还需要进一步的探讨研究。

锂盐、丙戊酸盐、卡马西平在预防躁狂发作方面，似乎比预防抑郁发作更有效。相反，拉莫三嗪在预防抑郁发作方面似乎比

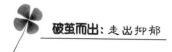
预防躁狂发作更为有效。

锂盐合并丙戊酸盐或卡马西平的治疗也许可以提高快速循环型治疗的疗效。拉莫三嗪单一治疗比安慰剂治疗对快速循环双相Ⅱ型更有效。有报道提示，氯氮平或奥氮平对快速循环双相Ⅰ型患者更有效。另有一些研究结果显示，混合发作、双相Ⅱ型、无其他特殊性障碍以及伴不协调性情感症状的患者，采用卡马西平治疗比锂盐更有效。

双相障碍病情复杂，整个病程中常伴复杂的情绪及错综的精神症状、内科疾病的共病以及多种药物合并等，使得双相障碍的治疗成为一项巨大挑战。双相障碍系统治疗的增强计划（STEP—BD）是由美国国立精神卫生研究所出资进行的研究（REP98—DS—0001），由哈佛医学院马萨诸塞州医院的 SAChs 教授总负责，1999 年正式启动，于 2005 年 9 月 30 日完成了资料收集。STEP—BD 研究的主要目的是探讨双相障碍的治疗效果、预防复发的治疗效果，以及心理社会干预的作用，评论急性期治疗和长期治疗双相障碍后生活质量结果和性价比等。

（四）双相障碍系统治疗增强计划的主要研究结果编摘
1. 抗抑郁剂的使用及转相问题

有研究显示，安非他酮治疗双相抑郁转躁率相对较低。但 STEP—BD 的一项大型随机对照研究比较了安非他酮、帕罗西汀和安慰剂合并心境稳定剂治疗双相抑郁的疗效及转相情况，帕罗西汀和安非他酮的平均剂量分别为 30 mg/d 和 300 mg/d。值得注意的是有 25% 服用抗抑郁药物的患者和 29% 服用安慰剂的患者在研究过程中至少有一种心境稳定剂用量不足。研究结果显示，与安慰剂相比，使用抗抑郁药物并没有改善抑郁症状，两者的差异无统计学意义。帕罗西汀和安非他酮两者相比差异也无统计学意义。但使用抗抑郁药物也没有增加转相率（抗抑郁药物和安慰剂的转相率分别为 10.0% 和 11.0%），甚至在那些有抗抑郁药物使用导致转相病史的患者中，尽管使用抗抑郁药物后转相率较高，但与安慰剂组相比差异也无统计学意义。由此可见，那些双相抑郁的患者使用抗抑郁药后更易诱发躁狂以及对于各种不同的双相障碍类型使用抗抑郁剂后转躁的概率有多大，即便是 STEP－BD 这样大样本的研究，目前仍无法清晰回答这些问题。不过有些研究结果提示，在充分使用心境稳定剂的基础上，加用抗抑郁剂，似乎略能降低双相抑郁患者的抑郁发作，但却可能同时会增加转躁的风险。

2. **抗抑郁剂的使用与自杀**

双相障碍中抑郁发作很常见，并且有很高的自杀率。但关于双相障碍患者中使用抗抑郁剂后的自杀风险评估的相关资料较少，有学者在 STEP－BD 研究中，分析研究资料范围内出现新的自杀与抗抑郁剂使用的关系，结果并未发现新的自杀与抗抑郁剂使用增加或改变有关，与开始使用抗抑郁剂也无关。有观点认为新出现的自杀与精神质之前的自杀企图以及本次发作时的抑郁、躁狂症状评分较高有关。双相障碍新出现的自杀与抗抑郁剂两者之间的相关性有待进一步研究。

3. **难治性双相抑郁的循证治疗**

有人对难治性双相抑郁加用拉莫三嗪、肌醇和利培酮，对抗

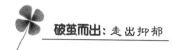

抑郁剂增效剂的有效性和安全性进行了随机试验和比较。发现拉莫三嗪在改善难治性双相抑郁症状方面优于肌醇和利培酮。

4. 对复发相关问题的研究

STEP—BD 对双相障碍自然病程进行的研究给我们的启示是双相障碍很容易复发，并且复发与开始缓解时仍残留的情感症状相关。在维持治疗期针对残留症状治疗也许会降低复发的风险。另有研究提出，快速循环型双相障碍循环发作时连续性的病程，需要早期干预，并限制抗抑郁剂的使用以预防复发。

5. 亚临床综合征

目前关于双相Ⅰ型和Ⅱ型患者抑郁发作时，对伴亚临床综合征性躁狂症状的情况了解较少，Goldberg 等对此进行了研究，结果发现有 2/3 双相抑郁发作的患者都同时伴有躁狂症状。常见躁狂症状有注意力不集中、思维奔逸以及精神运动性激越。与那些抑郁发作的患者相比，那些混杂有躁狂特点的患者发病年龄更早，在过去曾有快速循环发作的特点，更多属于双相Ⅰ型亚型并有多次自杀倾向，在之前的岁月里，有更多的日子处于易激惹或者情绪高涨的状态。因此，双相抑郁发作常伴躁狂症状，并此时的抑郁症状更为突出，而躁狂症状常易被忽视。伴有亚综合征性躁狂症状的双相Ⅰ型或者Ⅱ型抑郁发作时比单纯的双相抑郁发作更常见、更严重，并且呈现出更为复杂的精神病理的临床状态。对于伴有混合症状的患者仍不建议使用锂盐或抗抑郁剂治疗，而应使用锂盐以外的其他心境稳定剂。

6. 共病焦虑障碍

共病焦虑障碍或焦虑症状会使双相障碍治疗更困难。目前还没有对于那些伴有焦虑症或焦虑症状的双相障碍患者使用抗焦虑药物的疗效或者有效性进行系统性评估的研究。曾有小型的锂盐治疗加奥氮平或者拉莫三嗪的非对照随机单盲研究发现，两种治疗均能够改善焦虑。但同样对于双相障碍而言，还是需要新的治疗。

7. 药物联合使用的问题

在临床上双相障碍患者多药联合使用的情况已非常普遍。在STEP—BD研究中，有1/5的患者联合使用至少4种药物。联合使用常见有以下内容。

（1）使用传统的心境稳定剂的患者联合使用的其他药物较少见。

（2）使用非典型抗精神病药物、抗抑郁剂的情况下更容易出现多药联合使用的情况。

伴有精神病性的症状史、发病年龄、双相分型、快速发作循环史之前有过住院经历、目前的疾病相、乙醇或者物质滥用史等因素对多药联合使用风险的影响并不大。而曾经有6次以上（包括6次）的抑郁发作史者，有着自杀未遂或者自杀倾向者多药联合使用的情况特别多见，对那些患者用单一药物治疗可能很难获得有效的治疗结果。

8. 强化心理干预的疗效

一项有293例患者的研究分7组进行，根据研究设计，163例（55.6%）通过随机化进入强化心理干预组。其中认知行为治疗（CBT）组有75例，以家庭为中心的治疗（FFT）组有26例，人际关系社会节奏治疗（IPSRT）组有62例。其余130例（44.4%）进入标准治疗通路。到研究结束时，各组心理干预的完成比例分

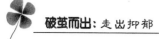

别为 CBT：86.0%，FFT：86.0%，IPSRT：82.0%，标准治疗路径：89.0%。研究结果显示，治疗 1 年后接受强化心理干预的患者痊愈率为 64.0%，明显高于普通的合作保健教育的患者痊愈率（52.0%）。恢复的速度也较快，平均恢复天数分别为 169 天和 279 天，并且社会功能、生活满意度等方面也恢复较好。另外，还发现强化心理干预与药物治疗并没有交互作用。是否合并使用抗抑郁药物，对于抑郁症状的改善并无影响。但各个强化心理干预措施之间的差异并无统计学意义。

可见，强化性循证心理社会治疗会改善双相抑郁的短期或长期的病程结局。因此，临床医师应对此引起重视，也应考虑为双相障碍患者提供这些心理社会的支持治疗。

第六节　难治性抑郁症的治疗

难治性抑郁症，是属于临床上的称呼，但要严格明确难治性抑郁症的确切定义，到目前为止仍非常困难，各家意见不一。江氏主编的《精神药物学》（第2版）描述难治性抑郁症主要包含以下3种情形。

一、难处理的抑郁症

因抑郁症本身性质或广泛医学情况各异，如精神病性抑郁障碍、双相障碍快速循环型、慢性抑郁症或患者伴有明显人格缺陷基础的抑郁障碍，或者由于医生没有挑选适当的抗抑郁药物与治疗措施不合理导致患者无法耐受。

二、对治疗有阻抗的抑郁症

对治疗有阻抗的抑郁症是目前受到广泛关注的抑郁症类型，指抑郁症患者在接受现有的2种或2种以上不同化学结构的抗抑郁药物，足量（如丙米嗪≥150 mg/d）、足程（≥6周）治疗仍然无效或收效甚微者。

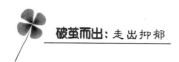
三、顽固性抑郁症

抗抑郁药对患者无效，或患者同时存在抗抑郁药物的耐受性问题。Thase 和 Rush 在 1995 年根据患者此前接受抗抑郁药物治疗的次数来描述难治性的等级，其"有效"的标准是按抑郁症量表基线减分 50% 来计算的。普遍认为难治性抑郁症是经过至少两种不同类型抗抑郁药物足量、足程治疗而疗效不佳导致的。

对难治性抑郁症，建议采取以下再探讨和治疗策略。

1. **诊断的再探讨**

现代的抑郁症概念所包括的范围较广泛，不仅包括情感性精神病的抑郁症，还包括各种非典型的抑郁症，如反应性抑郁症、神经性抑郁症等。因此，引起疾病的原因也比较复杂，有以生物因素为主的，也有以心理和环境等因素为主的。因此，在治疗上如单纯依靠药物，势必难以对所有病例都有效果，具体病例应该具体对待。有的难治病例可能并非真正的抑郁症，或许可能是精神分裂所伴抑郁或抑郁伴同躯体其他疾病存在共病，所以更应该在诊断上再做探讨。

2. **药物选用再探讨**

根据患者具体情况，重新考虑选用合适的抗抑郁药物。首先，找到靶症状，依据靶症状选择合理的抗抑郁药物。

掌握药物剂量是否充足，疗程是否充分。药物剂量不充足是抑郁症病情迁延的常见原因之一。尤其是在疾病初期，使用少量抗抑郁药使焦虑、失眠等症状获得改善，医生因而忽视了对抑郁症状的深入观察，于是药物剂量未能得到相应提高，致使抑郁症状持续不消退并继续在进展。药物剂量不足的另一个原因是受到了药物副作用的干扰，影响抗抑郁效果。

抗抑郁药疗效的显现一般有一个潜伏期，即在药物血浓度未达到有效浓度之前，不宜频繁更换药物或多药物并用，这也是一个易犯的毛病。

服药是否规律，可直接影响治疗效果。患者和家属，由于不懂得抗抑郁药的治疗规律，以及药物副作用的种种不适感，往往会造成服药不规则，自作主张改变服药规则，尤其多见于门诊患者。

抑郁症除抑郁症状外，往往伴有焦虑、失眠等症状，常并用苯二氮䓬类抗焦虑药，而且药物的并用应遵循严格的原则。抗焦虑药能减轻焦虑和烦躁，改善睡眠，但也能掩盖抑郁症状，以致引起病程迁延，不可滥用。

测定抗抑郁药的血浓度。对于剂量和疗程比较充分的患者，应进行抗抑郁药的血浓度测定。为了解剂量是否足够，以及防止副作用，定期测定血药浓度是有益的措施。对难治病例更应进行监测。

同时，也要对患者的心理和社会因素有所了解，必要时应配合心理治疗和社会支持治疗。

3. 抗抑郁药物合并增效剂

所谓增效治疗是指增加一种本身没有特殊抗抑郁作用的药物，但这种药物可以增强已在使用的抗抑郁药的疗效。例如，通常对于先前抗抑郁药治疗无效或部分有效的患者加用锂盐、非典型抗精神病药物（奥氮平、利培酮）、丁螺环酮、甲状腺素等。目前临

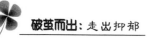
床实践证明，某些患者合并使用抗抑郁药和增效剂比单药物治疗更有效。

以下合并增效剂使用方式可供参考。

（1）抗抑郁药与非典型抗精神病药物联用。

有研究证实，抗抑郁药与非典型抗精神病药物联用，具有增强抗抑郁的效果。氟西汀合并奥氮平能够引起大鼠前额叶 DA 及 NE 的水平升高。门诊使用氟西汀 20 mg/d，4 周后效果欠佳，对患者加用奥氮平 2.5 mg/qn（1~2 周）后，可明显提高疗效。另有研究发现，西酞普兰治疗无效的患者加用低剂量利培酮（0.2~2 mg/d）可以快速起效。

（2）抗抑郁药与丁螺环酮联用。

丁螺环酮是一种新型的抗焦虑药物。有开放性研究发现，丁螺环酮与其他抗抑郁药联合使用，包括 SSRIs 在内，将会产生很好的抗抑郁作用，并已被很多系统的对照研究所证实。丁螺环酮合并抗抑郁药可治疗难治性抑郁症。丁螺环酮的剂量可逐渐增加至 20~40 mg/d，分 3 次口服。

（3）抗抑郁药与苯二氮䓬类联用。

有些抑郁症患者伴有失眠、紧张、焦虑症状，可采用抗抑郁药包括 SSRIs 加苯二氮䓬类进行短期治疗，可迅速缓解焦虑，改善睡眠，有利于增强治疗信心，有利于疾病康复。但由于该类药物可能导致药物依赖的问题，因此，应尽量避免用苯二氮䓬类进行长期治疗。

（4）合并锂盐。

锂盐本身对抑郁症的治疗有一定的疗效，并有预防复发的作用。很多临床试验表明，加用锂盐可以使一部分单用抗抑郁药物无效的患者获得满意的疗效，尤适用于双相情感障碍。锂盐的剂量不宜太大，通常为 500 ~ 1000 mg/d。一般在合用治疗后的 7 ~ 14 天见效，抑郁症状可获缓解。

但锂盐有神经毒性，剂量大时易出现神经毒性和其他不良反应，多数学者推荐在锂盐联合治疗过程中，当用小剂量，血锂水平应维持低于 1.0 mmol/L。

（5）TCAs 与甲状腺联用。

有些抑郁症患者可能存在临床甲状腺功能低下，加用甲状腺素治疗能提高抗抑郁药的疗效。加服三碘甲状腺素（T3）25 μg/d，1 周后加至 37.5 ~ 50 μg/d，可在 1 ~ 2 周显效，疗程 1 ~ 2 个月。不良反应少，但可能有心动过速、血压升高、焦虑、面红。有效率约为 20.0% ~ 50.0%。

（6）抗抑郁药与抗癫痫药联用，如卡马西平、丙戊酸盐。

丙戊酸盐可治疗急性躁狂发作、混合发作（指躁狂发作时伴有突出抑郁症状）。服用丙戊酸盐治疗的疗效优于锂盐。提示丙戊酸盐既能改善抑郁症状，也能改善精神症状。卡马西平通常被认为是二线抗躁狂药物。有报道称，卡马西平在治疗双相抑郁发作时，作为心境稳定剂和基础药物参与治疗。

第七节 焦虑抑郁共病的治疗

一、共病的来源

共病来源于 ICD－10、DSM－Ⅲ－R 的多轴诊断。通过标准化精神现状检查（SCAN 和 CIDI），发现多个独立精神疾病共存于一名患者身上，即一名患者符合一种以上疾病诊断标准，得出多个疾病诊断，这就形成共病。因此，自 19 世纪 80 年代后期共病便引起人们的关注。

二、抑郁障碍与焦虑障碍的共病率

抑郁障碍与焦虑障碍是最常见的精神障碍。在精神领域中，共病研究最多的是抑郁症与焦虑障碍的共病。研究表明，抑郁症的共病以焦虑障碍为主。美国研究资料显示，51.2% 的抑郁症患者与焦虑障碍共病，伴有社交焦虑障碍的患者占总抑郁患者的比例为 23.7%，单纯恐惧症患者占总抑郁患者的比例为 15.2%，广泛性焦虑障碍患者占总抑郁障碍患者比例为 8.6%。1/3 的抑郁症患者一生中会有 3 种或 3 种以上的精神障碍，儿童、青少年抑郁症约 30.0%～75.0% 为共病焦虑障碍，60 岁以上的抑郁症患者中约 35.0% 的患者一生中只有一种焦虑障碍。对抑郁和强迫症共病有关研究发现，31.7% 的强迫症患者同时患有抑郁症。

焦虑、抑郁共病，使临床表现更复杂，患者常伴有许多难以解释的躯体症状，促使患者到处就医，反复检查，消耗和浪费大量的卫生资源。共病现象多为慢性病程，会反复发作，增加疾病的严重性，自杀危险性升高，对药物治疗反应也较差。

三、抑郁障碍与焦虑障碍的共病范围

所谓抑郁障碍与焦虑障碍共病，是指有明显的抑郁症状和焦虑症状，而且分别符合重性抑郁发作和焦虑障碍的诊断。共病的焦虑障碍有以下内容。

- 惊恐障碍共病。
- 广泛焦虑障碍共病。
- 社交焦虑障碍共病。
- 场景恐怖症障碍共病。
- 特殊恐怖症障碍共病。
- 强迫障碍共病。
- 创伤后应激障碍共病等。

四、抑郁障碍与焦虑障碍的共病诊断

抑郁障碍与焦虑障碍的共病诊断，在临床实践中，一般不困难。只要患者的症状符合抑郁障碍和焦虑障碍，就应分别做出抑

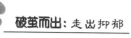

郁障碍的诊断和焦虑障碍的诊断。如果焦虑症状符合两种或两种以上的焦虑障碍，也应同时予以做出相应诊断。借助抑郁量表（SDS）和焦虑量表（SAS），结合临床现状表现，诊断准确率就较高。

五、 抑郁障碍与焦虑共病的类型

1. 抑郁障碍与惊恐障碍共病

惊恐障碍是一类反复发生惊恐发作的焦虑障碍。惊恐发作也称为急性焦虑发作。

患者突然感到强烈的恐惧或不适，并迅速在 10 分钟内达到高峰，同时有认知症状，包括怕失去控制、怕发疯和怕立即死去，反映交感神经激活的躯体症状（心悸、心动过速、呼吸困难、堵塞感和肠胃不适）。惊恐发作不但见于惊恐障碍，也见于其他焦虑障碍和抑郁障碍。惊恐障碍的惊恐发作可反复发生，而且具有自发性，具有突如其来和非预料性的特点，甚至会在睡眠中发作。惊恐障碍是最常与抑郁障碍共病的焦虑障碍之一。

鉴别抑郁障碍患者的惊恐障碍或者惊恐障碍患者的抑郁障碍有一定困难，弄清惊恐症状和抑郁症状之间的时间关系对此很有帮助。惊恐、焦虑共病使症状更严重、病程更慢性、社会功能损害更重、自杀率也更高。

有一个 10 年随访研究提示，惊恐发作是预测重性抑郁障碍患者第 1 年内自杀成功的最强因素之一。

2. 抑郁障碍与社交焦虑障碍共病

社交焦虑障碍的特点是害怕社交场合,如工作、约会时的交谈,对公众讲话,小组发言,在他人面前进食、喝水或写字。社交焦虑障碍患者几乎都要回避自己害怕的社交场合。如果患者暂时回避不了社交场合,勉强留在这种社交场合,就得忍受焦虑或无法排除的痛苦。正是这种回避行为对患者造成不良结果,如辞去工作,或放弃恋爱交往,甚至拒绝结婚等。社交焦虑障碍患者也可出现惊恐发作,但不同于惊恐障碍的惊恐发作。社交焦虑障碍的惊恐发作是由社交场合激发,以害怕、脸红、发抖和避开他人的目光为特征;而惊恐障碍的惊恐发作是由开放空间,或其他难以逃离,或难以得到帮助的地方激发,以呼吸困难、将要闷死为特征。社交焦虑障碍可与重性抑郁障碍、物质使用障碍和其他焦虑障碍共病。抑郁障碍也常与社交焦虑障碍共病。90.0% 以上的该类患者先有社交焦虑障碍,后来才发生抑郁障碍。两者发病时间最长可以相隔 13 年。广泛性社交焦虑障碍比单一社交焦虑障碍更常与抑郁障碍共病。与社交焦虑障碍共病的抑郁障碍可以增加患者的自杀风险。早期积极治疗社交焦虑障碍可以预防抑郁障碍,即预防社交焦虑障碍与抑郁障碍共病。

3. 抑郁障碍与广泛性焦虑障碍共病

美国共病研究发现,目前有广泛性焦虑障碍的患者中,39.0% 有重性抑郁障碍,62.0% 有重性抑郁发作史。广泛性焦虑障碍与抑郁障碍共病的明显影响就是使症状更严重、病程更长、对治疗的反应更差,同时也显著影响患者的社会功能。抑郁障碍与广泛性焦虑障碍共病是一个有争议的诊断课题。有人把它看成是"基础"

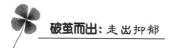

焦虑障碍。有人认为它是一种"紧张障碍"，包括心理紧张（担心、易激怒）和躯体紧张（肌紧张、感到激动）。

4. 抑郁障碍与强迫障碍共病

强迫障碍的特点是出现引起焦虑的闯入性思维（强迫思维）。如有一典型病例：当他见到红色的东西，就会强迫性联想到"关公"，当他见到白色的物体，就会联想到"观音"，强迫认为"关公"与"观音"是男女授受不亲，紧接着就产生焦虑仪式性行为。在车水马龙的行车大道中，站立不动，等待"关公"与"观音"。强迫思维消失后，方可远离行车大道。另一病例为担心污染。挑水时，认定背后一桶水因在屁股后是不干净的，怕屁股污染水，因此背后这桶水均倒掉不用。更有患者担心细菌污染，重复洗手数小时，患者明知道这是多余的，但无法控制自己的行为。

5. 焦虑抑郁与焦虑障碍共病的药物治疗

焦虑抑郁与焦虑障碍共病的治疗，可能比单纯抑郁障碍或焦虑障碍更困难。多种抗抑郁药对抑郁症状有效，对焦虑症状也有效。TCAs、MAOIs、SSRIs 和其他新抗抑郁药都可以用于治疗与抑郁障碍共病的惊恐障碍、广泛性焦虑障碍、社交焦虑障碍、强迫障碍和创伤后应激障碍。

如果选用 SSRIs，一开始可给予苯二氮䓬类药物，可以提高患者对治疗的依从性，同时提高药效。苯二氮䓬类药物具有成瘾性并可抑制抑郁症状，因此不宜长期使用，宜短期适当选用。对同时有抑郁障碍和焦虑障碍的患者可选用 SNRIs 中的文拉法辛，SARIs 中的奈法唑酮，NaSSA 的米氮平，以及可逆性单胺氧化酶—A 抑制剂（RIMA）如吗氯贝胺，也是合理的。对这类患者也可以给予心理治疗，如认知行为治疗或人际关系等心理治疗，均可收到有益的疗效。

　　临床上常推荐米氮平、帕罗西汀、吗氯贝胺或文拉法辛作为一线用药，阿米替林、氟伏沙明、丙米嗪或曲唑酮作为二线用药。不推荐用阿普唑仑、劳拉西泮或其他苯二氮䓬类作为长期用药，但可作为短期联合用药。

第三章

哲学中的心理治疗

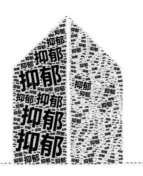

第一节　中国历史上的宽心哲学

对于中国本土的心理治疗即中国的宽心哲学，先秦以来的诸子百家早就有诸多探索"本土化"心理学的理念论述，涉及宽心哲学。

一、《心灵医师》编摘

从我国台湾游乾桂所著的宽心术《心灵医师》中编摘如下。

（一）儒家宽心术

以孔子、孟子、荀子等为主的儒家，建构出来"仁""礼""德""宽""恕""孝"的宽心术。儒家的宽心术偏向于利用"同理心"来救赎自己。"仁"其实就是"爱""心德""诚恳"的代称。有"仁"的人在受到委屈、感到不满的时候，会选择原谅别人，这是"恕"道精神。孝，求的是"安定"与"和谐"，它可以系亲情，慰祖先，把孝释放成宽心的法则。宽恕、行仁、行孝、行德、行礼，求取心安。

（二）墨家的宽心术

墨家以墨子为代表。墨子的思想摆脱了"形式主义"的纠缠、"面具性格"的虚伪，求取"改造"后的新生命。这种改造是"行"

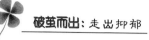

与"做"的结晶，墨学中的"行义""非命""非礼"，隐含挑战"逆境"精神。非礼，要求我们不久悲；非命，要求我们会造命；行义，要求我们起而行。在某种程度上，它与西方理论中的"面对"精神类似。

（三）道家宽心术

道家以老子、庄子为代表。道家的思想中藏着非常浓郁的"太极"观：以静制动，以无寓有，以柔克刚；"大成若缺，大盈若冲，大直若屈，大巧若拙，大辩若讷"。道家自有一套非常具有创意的处事法则。回返自然、虚静无为、透视生死、热爱生命，成为他们突破逆境、创造新生的妙法。

（四）民间信仰

民间信仰是中国宽心的"大宗师"。对于一个万教归宗的国度，信仰的力量不能忽视，人们会利用各式各样的仪式，求取心灵的平衡。你说它是迷信，有趣的是，它却活生生地扮演着让人得到平衡的角色。

（五）魏晋清谈法

魏晋是个特别的年代，那个时代衍生出来的宽心方法，自有它不同凡响之处。阮籍、何晏、王弼、向秀、郭象、支道林等人的想法，虽然有些道家色彩，却也有着他们的独特之处。清谈就像极了"集体治疗"。这样的治疗模式，我想应该可以演变成一套有效的宽心理论。

（六） 宽心小品

像《醉古堂剑扫》和《菜根谭》等这样的小品文具备很强烈的"自疗"特性。如果能将类似的宽心小品文稍做整理，应该可以像意义疗法和存在主义疗法一样，集结成一套很特别的宽心模式。再扩而大之，我们可以推出一些现代的心理治疗法则，如净心疗法，比如说诵读《阿弥陀经》《般若心经》或打坐等。

（七） 修行疗法

修行也可以算是心理治疗的一种。

（八） 领悟疗法

能对佛经、老庄哲学小品文中的心理有所领略的人，都可以从中得到安慰的效果。

以上最后三种模式倾向于构建"自我功能"的自疗体系（即自救）。但对于那些自我功能脆弱的人而言，所需的则是一套"他疗"系统（即他救）。这些疗法需要类似西方心理医生，在患者无力顿悟的情况下，帮助他们将内在的垃圾悉数清光。运用西方心理学的方法，结合东方宽心术的精神，能解除现代人的心理困顿。设想：在佛家，可以建立一套治疗信佛者的"佛家心理疗法"；在道家，可以构建一套"道家宽心术"。

到目前为止，这些只是基本的构想，尚未成为四海皆准的学问，但应有一定的发展空间。即使像攀越喜马拉雅山一样崎岖难行，但这样的历程在真正结合众力后，终有可能开辟一片很"本土化的"心理治疗疆土，帮助身处困境的人。

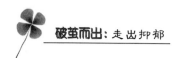

二、哲学中探讨的实例

哲学是探讨人类存在价值的学问，在茫然未知的人生旅途中，它像是引领人们前行的航标。在中国哲学中，"心"与"性"更是历代文人名士钻研的核心。孔子的"仁学"，墨子的"兼爱"，老庄的"天人合一"，以及魏晋的"清谈"，在兵荒马乱的远古时代，给了人们一颗心理安慰丸。

（一）老子笔下的"谦下与不争"

老子说，他有三宝：一是慈；二是俭；三是不敢为天下先。慈的人，可以容；俭的人，可以广；不敢为天下先的人，可以成器。不敢为天下先就是"谦下"与"不争"，那是老子的人生指导原则，也是道法自然的结果。因此，老子认为"天之道利而不害，圣人之道为而不争"。江海之所以能成为百川汇聚之地，就是因为它善处于下流。上善若水，则是由于它善利万物而不争。老子道出了他的"宽心学说"：天长地久。天地所以长且久，以其不自生，故能长生。长生是老子学说的终站，也是他寻求心理平衡的法则。谦而不争，是一条自然且无法更改的法则。争名、争利、争钱、争权是人类的四大业障，也是人类烦恼的主要来源，"不争"则是灭绝烦恼的法宝。

（二）庄子的顿悟与逍遥游

什么是逍遥？我们可以把它解释成悠游自在。人之所以有心事，多半来自见识的闭塞，互不相让而不识大体的结果。这与近代西方心理学家的研究似乎如出一辙。他们发现，烦恼来自"自我归因"的谬误。困扰重重的人往往误以为自己是世间唯一的可怜虫，别人都备受幸运之神的厚爱。庄子深深明白这是人类烦恼的根源，于是他创作了著名的《逍遥游》，希望世人可以从中学得如何从经验中抽离，用恢宏的心情看遍"大"世界。巨鲲，是大鹏的妙喻，教我们突破有形的物质囿限，创造出无边无际的思维天空。

"穷发之北，有冥海者，天池也。有鱼焉，其广数千里，未有知其修者，其名为鲲。有鸟焉，其名为鹏，背若泰山，翼若垂天之云，抟扶摇羊角而上者九万里，绝云气，负青天，然后图南，且适南冥也。"

庄子不是创造童话的高手，相反地，他相信人生有困苦、忧愁、悲伤、落寞，甚至生死。那意味着人是有限的作品，承认有限，才能创造无限。

人有所谓的喜、怒、哀、乐，然后以逍遥的心态面对它。那样的想法，我们把它叫作"包容"。

懂得包容人生中必然会来的悲欢离合，才有机会活出轻松自在。人生可以很辛劳，也可以过得很逍遥。对庄子来说，这样的理念，叫作"转俗成真"。

冥海不深则无以养巨鲲，水积不厚则无以浮大舟，风积不厚则无以展大翼，这说明了为心灵腾出广阔空间的重要性。它让我们想起一句佛家语：真空妙有——把心灵腾出大世界，才可重新装载满满。腾出的空间愈大，所有压力、挫折就会消融于无形，那样的人叫"大才"——积才、积德、积势、积智慧，然后大鹏

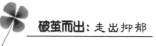

展翅，一飞千里。

庄子说，像宋荣子这样的超越于世俗，忘毁誉，不汲汲于世俗虚名的人，世上已经少见了。列子更是超凡入圣，他可以忘掉祸福，不求功利。

但是庄子希望你更上一层楼，成为"至人"。

"若夫乘天地之正，而御六气之辩，以游无穷者，彼且恶乎待哉！故曰：至人无己，神人无功，圣人无名。"这是多么无穷无垠、宽大恢宏的情怀！精神和天地宇宙融为一体，不谈功、不谈利、不谈名，超越偏执的自我。

《逍遥游》提供打开"任督二脉"的妙方，它教我们不要做"作茧自缚"的人，而要成为像翱翔千里的大鹏一样的人，建构超脱的心境。

如何才能达到心灵上的逍遥？庄子提出了他心目中的两个方法：一是"坐忘"；一是"心斋"。

"堕肢体，黜聪明，离形去知，同于大通，此谓坐忘。"《大宗师》教你忘了这些人世的干扰，自然可以获得幸福快乐的感觉。

心斋就是摒除一切耳聪目明与心智，保持心理的绝对虚静。他相信是非功过并非绝对的，而是相对的。只有相对的观念，才能似平衡器一般调整状态。

（三）阮籍的"从欲"

从欲是什么？很多人将它解释成"自然"的人生观，他相信"昔者天地开辟，万物并生。大者恬其性，细者静其形"。意思是说，天地以满足自己的本性为自然，人应该如此——用情从欲，各呈其好，达生任性，各取其乐。

我喜欢把阮籍的这一套思想说成"旷达"，这是天地为我衣，何须拘泥的理念。你可以按自己的个性、自己的兴趣、自己的品位"率性"而为。阮籍的率性并非每一个人都可以做得到的，他说出了拿得起、放得下、想得开的豁达哲学。

（四）列子的"乐生"

什么叫"乐生"？列子将它诠释成快乐过一生。悲伤也一生，快乐也一生，为什么要让自己凄凄惨惨地走完人生历程？如果是我，我会选择以快乐的心情，承受未来难料的风风雨雨，这正是列子的观念。

乐，可以把它说成"享乐主义"，哪儿快活哪儿待着；也可以将它说成"坦然生活"，用快乐的心，面对一切的忧愁悲苦，人生不是更有意义吗？

（五）葛洪的修道观

葛洪强调精神方面的修为。

他强调首先应该胸怀广阔，不要患得患失。"人能淡默恬愉，不染不移，养其心以无欲，颐其神以粹素，扫涤诱慕，收之以正，除难求之思，贻害真之累，薄喜怒之邪，灭爱恶之端，则不请福而福来，不禳祸而祸去矣。"

葛洪说明了"恬然自得"的生活模式，从中得到清静虚明、无思无虑的愉悦境界。

葛洪的道德修为构建出有效的心理平衡术。不必担心上苍的

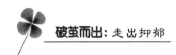

惩处、仇家的报复。这样的思维有些像那句古老的俗谚：白天不做亏心事，夜半不怕鬼敲门。

修道的人懂得行善事，行善的人可以坦然过一生。

（六）王阳明的"知行合一"

知与行是个非常古老的话题，最早见于《尚书》，即我们所熟悉的"知之非艰，行之惟艰"的理念。只有"知"的了解，没有"行"的贯彻，多半行不通，于是王阳明主张"知行合一"。

这也正是朱子所说的在行处求知，也是毛泽东《实践论》中所述的"实践出真知"。

人生旅途中，难免有各种各样的困顿与流离，多数人其实明白该如何做，能怎么做，却往往欠缺行动，这正是"跨越心理障碍"的关键。

对神经症中的担忧、恐惧、药物成瘾，以及依赖酒精等物质的表现中最典型的是知行不合一，最好的克服心理障碍的手段必须是要患者做到"知行合一"，才能取得真效。

知行合一是阳明学说的精髓，从心理学角度可解释为一套有效的宽心大法。

（七）"论平衡"（亦称河流平衡论）

有的人曾假设人的心灵深处是一条河流。心灵河流中有"生命黑河"和"生命白河"，中间的灰色地带为"生命灰河"。黑河与白河代表心灵的两端，灰河则是代表一种平衡，左右着黑白两河的色度。

把平衡解释成变通会如何呢？放弃、割舍、转弯、重望、暂停是它的元素，这些元素可以教你从固有模式中找到一条出路。

罗马尼亚的哲学家西尼卡说："人生不断学习生活，更有趣的是，人生也不断学习死亡。"那就意味着欢乐与悲苦并行不悖，悲苦的平衡点在于如何找到一帖欢乐的药。

（八）清贫乐

心理学家研究指出：欲望愈高的人，愈容易自寻烦恼；奢望愈大的人，愈容易挫折缠身。对粗茶淡饭甘之若饴，对破衣短裤视如华裳，你做得到吗？

什么是清贫思想？

借用星云大师的话，所谓清贫就是"以无为有，以退为进，以众为我，以空为乐"的思想极境，人生不一定要拥有，但要享有。对于山河大地、宇宙星辰、花开花谢、鸟啼虫鸣、字画碑帖、金石古董……不一定要将它拥入怀中，放在浩瀚天地，置之博物馆中，都可以享有。

很有钱而不懂得使用，远不如拥有适当的钱，懂得好好用它。

懂得"清贫之乐"的人，知道如何回归简朴，这不是贫穷，而是简简单单过生活。"有"不是"饱满"的意思。有车子代步，不等于有名贵车子，有房子不等于必定是豪宅。这样的人才能役物，而不被物役。欲望永远不可能得到满足，人该学习有了就好的观点。

日本芭蕉大师说："何等尊贵，青叶嫩叶，在日光下。"与佛门常说的"青青翠竹，皆是妙谛"有异曲同工之妙，那种感觉叫

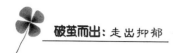

作"活在当下"。

活在当下，对应西方心理学的理念是"此时此刻"，乐在现在，所有的感觉都没有比这一刻更真实了。

有清贫思想的人懂得喜舍感恩。喜舍的人容易体悟人生的可爱。

人真的需要什么？

我说"留一点空间"，那种佛家的"真空妙有"之感会油然而生。

心情上的清贫，可以体会出淡味之美。

名利上的清贫，可以免去争端之忧。

物质上的清贫，可以多了精神之乐。

欲望上的清贫，可以舍去烦恼之苦。

身在名利场，做个迷糊人。不少人"发愤忘食，乐以忘忧，不知老之将至"。经过岁月变迁，然后会懂得清贫之乐，则回归简朴，以无为有。人生不一定要拥有，但要享有。

（九）劝忙人，做事要量力而为

有的工作狂，喜欢把生活排得满满当当，仿佛天塌下来只有他顶得住。规劝忙人，学会"松一下发条"，放轻松些吧，这个世界没有你，依然运转得非常顺利。秦始皇死了，天地没有因此变色；唐太宗死了，地球依然运行；乾隆皇帝死后，世界仍然太平。别把自己看得太过重要，这个世界谁也不差谁。

遇到事情太复杂了，不妨把它变得简单一点；事情太多了，可变得少一点；太忙了，可变得不忙一些。

对于事情引发的困顿，改变依然在于人，不是能不能变的问题，而是你想不想变的问题。

但多少人走得出来？走不出来的只能为烦恼所苦。

我们要学会量力而行，学会暂停一下，把烦恼暂时摆一边，"松一下发条"，让时间来解决心情的两难。

三、小　结

中国的心性哲学往往离不开自然界，它是调适人与自然、人与事务、人与困顿的客体关系的法则，叫平衡原则，是一种如何让人从失衡的自然界恢复到平衡、稳定状态的方法。

笔者收藏无名对联一副，似是跨越困境的自我解脱之道。此对联如下：

云乘雨势黑满天地不多时；雪趁风威白占田园能几日。

此联鼓励世人：在最困难时要看到希望；在最低潮时要看到光明；在最艰难时要有信念！告诫人们，人在厄运中需坚忍，在好运中勿忘忧。

"平乃养生之道"中的"平"乃平衡、平和、平常之意。古代哲学思想中就有"平"则成功之说，凡事求一个"平"字。关于"平"与健康的关系，中国医学认为，只有人体内的阴阳气血相互平衡，才能健康长寿。现代健康理论认为，心平则气和，食平则养身，动静平衡则能强身。

"平衡论"是心灵与自然合一的"天人合一"境界，是人类生命能的源泉。人必须与自然相应，才能人生安定，消除困顿。

第二节　佛学中的心理治疗

开心的生活无法向外觅求，它是一种心灵状态，佛学教人由内而外充满喜悦。人要去烦恼，净心灵，才能拥有开心的生活。

西方的心理治疗无法彻底地去除烦恼，因为基本上那是一套"他助"体系。在他助的体系里，自性未被开发，一切仰赖他人的协助。

东方佛家的治疗则是一种"自助或自救"体系。在自助的体系里，自己是主宰者，通过念佛、读经、静坐、禅修等，人从根本处觉悟，进而改变生活的态度。恬淡、豁达，自然可以迎向快乐世界。

一、禅宗短文

现把关于"放下""问禅""禅悟"的三篇禅宗短文登叙如下，供读者享用。

1. 放　下

禅宗里有个相当有名的公案。有一天，严阳尊者初次去参见赵州从谂禅师时，他不好意思地说："我没有带东西来。"

禅师说："你放下吧！"

严阳尊者更不安地说：“我没有带什么东西来，如何放下？”

禅师笑笑对他说：“既然放不下，那就带着吧！”

放下什么？

放下生活中所有可能的惴惴不安；

放下生命里的烦恼与悲情；

放下不可能变的逆境；

放下不如意的想法；

放下所有的自责。

2. 问 禅

唐朝国师慧忠师父与学生论禅时，有一段精彩对话。

学生问：“如何才能成佛？”

慧忠说：“佛与众生一时放下，当处解脱。”

如果把这段话稍做修改，变成：“如何才能心理健康？”

回答依然是“放下”。

放下即解脱，这大概是佛与心理健康最关键的地方之一。放下，表示这个人已无所挂念，超然入圣。人最大的心理烦恼莫过于放不下，放不下爱恨情仇，放不下功名利禄，放不下生老病死，放不下飞黄腾达。所以，悟不着“透得名利关，方是小休歇；透得生死关，方是大休歇”的禅境，便难以明白“烦恼场空，身往清凉世界；营求念绝，心归自在乾坤”的境界。

如果有人问佛所说的心理健康有什么条件，回答是“诸烦放下”。

放下之后，追逐名位的烦恼没了，蝇营狗苟的烦恼没了，处处第一的烦恼没了，清点财务的烦恼没了，挑战武林盟主的烦恼

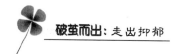

没了。

心若有诸烦，又如何心理健康？

3. 禅　悟

小丹事业毁了。一向成功如意、事事顺心的他，没想到也有灰心丧志的一天，他一头乱发，向禅师诉说心中的无助。

"一无所有了，我该怎么办？"

禅师说："那就放下吧！"

已经什么都没有了，还能放下什么？

禅师说："真空妙有。"

真正能将自己的心灵重新腾出空间来的人，才能有机会再度将人生装填得饱满。

扛着忧伤，不如放下，让自己多出一片快乐的天空。这样的觉醒，禅宗叫作"禅悟"，在西方的心理学家眼中又叫"顿悟疗法"。西方心理学家告诉你的是如何区分真实与想象之间的差异；东方禅师则用点化的方式，使你豁然开朗。

二、笑佛联中悟人生

在天南海北寺院中，许多文人墨客写下了不少语言诙谐、寓意深刻、饱含哲理、耐人寻味的弥勒楹联来点化人生，给人们留下启迪。

以下摘取各寺院弥勒楹联供人品味。

开口便笑，笑古笑今，凡事付之一笑；大肚能容，容天容地，于己何所不容。

此楹联告诉世人，要达观豁朗，淡泊名利，与人为善，团结和谐。

笑古笑今，笑东笑西，笑南笑北，笑来笑去，笑自己，原无知无识；

观事观物，观天观地，观日观月，观来观去，观他人，总有高有低。

上联以诙谐幽默的戏语，写出了弥勒佛的内心独白，下联用了九个动词"观"，"观"尽了天地日月与人间万物。

细品让人深思，教人发省。

你眉头着什么急，但能守分安贫，便将得和气一团，常向众人开口笑；

我肚皮这样肥大，总不愁吃忧穿，只因可包罗万象，自然百事放心宽。

此联巧借笑佛之口，劝诫世人要心胸宽阔，乐观开朗。

笑呵呵坐山门外，觑看去的去来的来，皱眼愁眉都是他自寻烦恼；

坦荡荡的布袋中，无论空不空有不有，含脯鼓腹好同我共乐升平。

此联劝告世人不要自寻烦恼，要少私寡欲，抱着乐观豁达的心态去为人处世。

手上只有一金元，你也求，他也求，未知给谁是好；

心中尚无半点事，朝来拜，夕来拜，究竟为何理由。

此联巧借弥勒之口，告诫人们勿贪不义之财，只有靠勤劳俭朴，才是发家致富之路。

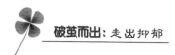

大肚能容，容天下难容之事；开口便笑，笑世上可笑之人。

此联借佛像来告诫世人要宽容，包容天下难容之事，嘲讽世间可笑之人。

笑到几时方合口；坐来无日不开怀。

此联幽默含蓄，把古人愤世嫉俗的傲气，知足常乐、与世无争的思想，用俏皮话语的形式表达出来，亦庄亦谐，别有情趣。

大肚能容，断却许多烦恼事；笑容可掬，结成无量欢喜缘。

此联告诫世人，为人要乐观豁达，舍去烦恼事，与人为善，四邻和谐。

笑佛联中，警示联句令人感叹俱生。

世间万物，芸芸众生，人世间的恩怨情仇，悲欢离合，贫穷贵贱，地位官阶，灯红酒绿……都付之一笑。

大肚能容，容常人难容之事，大千世界无所不容。忍得了心中的烦恼、痛苦与磨难，耐得住岁月的寂寞，当忍则忍，当让则让，得饶人时且饶人，不争一时之气，免得百日之忧。

以忍为高，以和为贵，世事变幻无常，悠悠万事都不过如此而已。

仔细品味佛联，令人猛醒，这是为人之本，亦是一种养生之道。

第三节　哲学故事三例

在中国的经典古籍中蕴藏着许多格言式的处世小品文。这类小品文多多少少含有"安身立命"的文章。其中有落第书生在怀才不遇下的自诉衷肠，也有江湖之士生活经验里的点点滴滴。在纷繁琐碎的日常生活中，这些看似是平凡的出世小品，也给了人们内在的心灵保护。

一、《醉古堂剑扫》："安心"法

处世小品在明末兴起，是这个时代的"心灵小品"，是一帖明末知识分子为自己所开的心灵处方。

作者陆绍珩是位落第书生。《醉古堂剑扫》这本书无疑是他在怀才不遇的情况下写来自我疗伤的，借此化解个人的悲怨与激愤。

在《醉古堂剑扫》中，我们窥视到一套属于陆绍珩的"心理防卫系统"。他的"借力使力""避祸""糊涂""悠闲""禅思""升华""完成自我"，都有着明代理学的宽心精神，也有道家的无为与虚静，并且大量引入佛家的宇宙论，希望每一个人都能在浊世中修得一方净土。

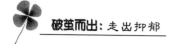

（一）避　祸

人生难免会有顺境和逆境，高明的人可以见招拆招，但这种人毕竟占少数，大部分人还是会被突如其来的困顿扰得不明就里。在无力好好对抗压力的时候，陆绍珩认为何不"闪避"与压力交锋的机会。他在《醒世篇》中写道：己情不可纵，当用逆之法制之，其道在一"忍"字；人情不可拂，当用顺之法制之，其道在一"恕"字。"忍"字可以减少人与人冲突的机会，"恕"字可以避开人与人之间的摩擦。远离冲突的情境，自然可以获得生活的安定。

（二）升　华

● "志要高华，趣要淡泊。"

● "事遇快意处当转，言遇快意处当住。"

● "眼里无点灰尘，方可读书千卷；胸中没些渣滓，才能处世一番。"

● "眉上几分愁，且去观棋酌酒；心中多少乐，只来种竹浇花。"

● "人生莫如闲，太闲反生恶业；人生莫如清，太清反类俗情。"

● "不是一番寒彻骨，怎得梅花扑鼻香？念头稍缓时，便庄诵一遍。"

● "梦心昨日为前身，可以今夕为来世。"

● "聪明而修洁，上帝固录清虚；文墨而贪残，冥官不受辞赋。"

● "兴来醉倒落花前，天地即为衾枕；机息忘怀磐石上，古今尽属蜉蝣。"

● "苦恼世上，意气须温；嗜欲场中，肝肠欲冷。"

● "才人之行多放，当以正敛之；正人之行多板，当以趣通之。"

● "人有不及，可以情恕；非义相干，可以理遣。佩此两言，足以游世。"

这一套陆氏人生格言，可以说是他个人的"升华观"。他承认人生有许许多多的不尽如人意，你必须认同它，才有机会做到合理地重组，构建出合乎这个社会的行为准则。

"世事洞明皆学问，人情练达即文章。"这样的人不善于替自己的行为辩护，但善于修正自己的规范，心理学家称这样的行为为"升华"。于是打透生死关，生也罢，死也罢；参破名利场，得也好，失也好。

二、《菜根谭》的超脱处事哲言

许多读书人将《菜根谭》视为床头书。一些名人把《菜根谭》列为一生受用的书，是立身处世的哲言。从明朝万历年间，一直到现代，它成了许许多多人的处世哲学书。洪应明将他的生活体验言诸笔端，一以宽人，一以自勉。

（一）退的哲学

《菜根谭》将明哲保身的处世哲学化为一句句的秘诀，称得上是一本人生哲学的书。

一句话，一行字，成就了疏导人生困顿的良方。《菜根谭》明

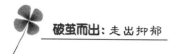

显地隐藏着"远离"与"退步"的处世妙方。

　　远离，是以高瞻的心灵、冷静的心思探访现代的情势；退步，是以冷眼看人生的态度，等待机会。

　　淡中知真味，常里识英奇；闲时吃紧，忙里偷闲；立身要高一步，处世要退一步；完名让人全身而退，归咎于己韬光养德；静中观心，真妄毕见；脱俗成名，超凡入圣。

　　"大人不可不畏，畏大人则无放逸之心；小民亦不可不畏，畏小民则无豪横之名。"

　　"待小人不难于严，而难于不恶；待君子不难于恭，而难于有礼。"

　　一句句道出《菜根谭》中的疏离哲学。它有着道家"抱朴守玉"的观念，用以解脱外在的束缚，回归生命的本质。

（二）让

　　让就是不争，有着老子"无争"的味道。

　　"待人宽一分是福""利人实利己""留一步与人行""减三分让人尝"，这便是《菜根谭》中尝试提出的"安乐法则"。

　　于是当压力来临，遭人凌侮，或与人有争议的时候，洪应明恪守一个"让"字。

（三）人与自然

　　这是《菜根谭》的主要命题，偏重于悠然安度一生，享受山林野趣的叙述。它不像儒家的积极修为，而是消极性的避世行为。

　　所以洪应明说，"闲看庭前花开花落，漫随天外云卷云舒""雨后山色鲜，静夜钟声清""雪夜读书神清，登山眺望心旷""落叶育萌芽，生机藏于杀"。这些说出了他相信人应与自然在一起，才能消除心灵困顿。

进而，洪应明说"意所偶会，便成佳境""林岫便已皓然""山川自相辉映""物出天然，才有生机""人心有个更境"。这些道出了人生"生生不息"及"处处有生机"——必须与自然相应，才能人生安顿。树木至归根，人事至盖棺才能定论，否则仍可以绝处逢生，生机处处。最后达到以我役物、不以物役我的妙界。

三、陶渊明的随遇而安的人生哲学

陶渊明的人生哲学中，最值得一提的观念是随遇而安。陶渊明在世事顺心时，他便整理衣襟入朝去；世道不张时，他可高歌"归去来兮，田园将芜胡不归"。他甚至可以"采菊东篱下，悠然见南山"。解绶去职，对他而言并非难事。

从《归去来兮辞》中可以明白陶渊明的心灵轨迹，是由"入世"到"出世"，由"兼济"到"独善"。他是清朗的，没有一丝丝的心理困顿。他没有蔑视人生，也不会将理想超脱现实。

陶渊明的田园生活像极了一首诗，津津有味，那是出世的、真情的、自然的、醇厚的、清泉的、富含人情味的人生境界。

陶渊明习惯用"悠闲"来治愈心灵的伤口。心理治疗学派中由艾利斯（Ellis）新创的理情疗法也是如此，他强调"此时此刻"的感觉，这一刻演的是田园诗人，就应该用这个角色思考，同意自己有情绪，但并不执迷在情绪之中。

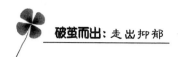
与其逃避必然出现的一切，不如真实地面对它。

这样的哲学正是陶渊明的哲学。于是他虽然身处人境，却仍然可以腾出一片空灵，做到"而无车马喧"的适意境界。

似睡还醒、非清非浊的空明纯净，让陶渊明从容不迫地度过人生困境。这就是随遇而安的人生哲学。

（一）闲　情

"闲情心灵"是陶渊明独具一格的哲思妙方。

它宛如一出风格轻快、旋律优美的小品，把人载入逍遥超脱的境界。诸葛亮是闲情文化的代表人物之一，诸葛亮"入可耕""出可相"的恬然，有如一首禅歌，可低回，可高唱。在隆中日出而作、日落而息的田园生活，他甘之如饴，从无因怀才不遇而有所怨言。这样的人乍看之下，很出世，但又不是。当他跨出隆中之后，却又"将"气十足地指挥大军直入敌人阵营，一副天生将帅之才的样子。

"池中鱼""笼中鸟"仍有机会充分领略其中的怡然情怀，复返自然中，拥抱清贫、淡远、宁谧的旨趣。

陶渊明充分明白自己的角色，他懂得如何将"灵"与"肉"结合适当。

"灵"是精神生活，"肉"是物质生活。陶渊明不为五斗米折腰，仍可欢乐自得，那就是学问，是紧张、孤独、愤恨的现代人不得不学的秘法。

陶渊明追寻"灵"，但不像庄子那般的蔑视"肉"，他喜欢举杯自酌，他的超脱是对质朴人生的喜爱。对庄子而言，人生是一种"冷处理"；对陶渊明来说，人生是一种"热处理"。

陶渊明哲思是最真实的"天人合一"。

闲情是"洒脱"，在充满诗情画意的世界，构建自己的生活艺术。它是超功利的，试图将自己的人生提炼成高雅、脱俗、唯美的境界，把平常的人境点化成充满神趣的仙境。

（二）通　达

通达是种迷人的个性风采。

通达的人明白人生中有着各式各样的逆境，逃不掉，免不了。

闲情之人也是如此。

与其拒绝挫折，不如当面迎接，视死如归，总比躲躲藏藏快意许多。

闲情之人，并不是那种泯灭七情六欲的人。他有深情，有苦闷，有落寞，有悲情，有不平，但也有云淡风轻的洒脱。

第四章

文末故事

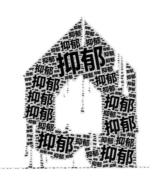

第一节　心理治疗史话

心理治疗在我国源远流长，形式多样，妙趣横生。许多独特的心理治疗，不但有神奇的效果，而且为发展现代心理治疗打下了良好的基础。

翻阅资料，由中南大学湘雅二院精神卫生研究所瞿金国、赵靖平撰写的《心理治疗史话》（刊登在 2004 年 7 月 5 日《健康报》第 6 版）论述了我国古时心理治疗的范例，很有启迪，现将全文摘登如下，供研究共享。

一、笑　疗

清代有位巡抚大人，患有"精神抑郁症"，终日愁眉不展，闷闷不乐，久经治疗，终不见效，病情一天天严重。经人举荐，一位有经验并通晓"心理治疗"的老中医前来诊治。老中医望闻问切后对巡抚大人说："恭喜大人您有喜了。"巡抚大人听了捧腹大笑，心想真是个糊涂医生，怎不分男女，我一个大男人怎么会有喜呢？以后每想起此事不禁暗自发笑，久而久之抑郁症竟好了。1 年之后，老中医又与巡抚大人相遇，道出了实情："君昔所患之病是郁则气结，乃心病，心病还需心药治。如果心情愉快，笑口

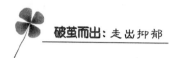

常开，气结通达，不药而愈。你的病就是在一次次开怀大笑中不药而愈的。"巡抚大人这才恍然大悟，连忙道谢。

二、悲　疗

明朝李大谏自幼勤奋好学，分别考中了秀才、举人和进士，喜讯不断传到家乡，父亲高兴得大笑不止，不能自主，像"范进中举"一样得了狂笑病，多方医治无效。李大谏请御医治疗，御医思考良久，告诉李大谏的父亲说："您的儿子患急病暴死。"李大谏的父亲听到噩耗后，顿时哭得死去活来，由于悲痛过度，狂笑的症状也就停止了。御医又派人告诉李的父亲说："你儿子死后，经御医妙手回春，起死回生了。"李的父亲听了后又止住了悲痛。就这样，其父亲的狂笑病竟然好了。

三、怒　疗

传说战国时期齐闵王患忧郁症，请名医文挚来诊治。文挚详细诊断后对太子说："用激怒的方法可治好齐王的病，只是我激怒了齐王，他肯定要把我杀死的。"太子说："只要能治好父王的病，我和母后一定保证你的生命安全。"文挚推辞不过，只得应允。当即与齐王约好看病的时间，结果第一次文挚没有来，又约第二次，还是没来，又约第三次，第三次同样失约。齐王见文挚连续三次失约，非常恼怒，痛骂不止。过了几天，文挚突然来了，连礼也不施，鞋也不脱，就到齐王的床上问疾看病，并用粗野话激怒齐王。齐王实在忍耐不住了，便起身大骂文挚。一怒一骂，郁闷全泻，齐王的忧郁症也好了。

四、悦 疗

传说古代名医张子和，善治疑难怪病，享有崇高威信。一天，一个叫项关令的人来求诊，说他夫人得了一种怪病，只知道腹中饥饿，却不想进食饭菜，整天大喊大叫，怒骂无常，吃了许多药都无济于事。张子和听后，认为此病服药难以奏效，告诉家属找来两名妇女，装扮成演戏的丑角，做出许多滑稽的动作，患者看了后果然心情愉悦，一高兴，病就减轻了。接着，张子和又让患者家属请来两位食欲旺盛的妇女，在患者面前狼吞虎咽地吃东西，患者看着看着，也不知不觉地跟着吃起来。这样，利用怡悦引导之法，使患者心情逐渐平和稳定，最后终于达到不药而愈的目的。

五、羞 疗

传说有一民间女子，因打哈欠两手上举不能放下来，吃药治疗无效。名医俞用右，利用女子害羞的心理，假装要解开这位女子的腰带，扬言要为她做针灸治疗，女子被突如其来的手势动作惊吓住了，不自觉地急忙用双手掩护下身，急则生变，双手顺势自然下垂复原。羞耻感是人的本能，中医利用人的这一本能治疗一些疑难怪症，都收到了神奇效果。这是采取"围魏救赵"的计谋做心理治疗的典型案例，收到了立竿见影的效果。

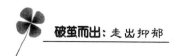

六、乐　疗

音乐治疗可追溯到远古时期，各原始部落的巫医或各种民俗疗法的治疗者，多运用不同形式的音乐来治疗各种心理及生理问题。在各种宗教的不同仪式中，音乐也都扮演着不可或缺的角色。19 世纪初期，欧洲一些精神科医师发现，有些病患虽然对于种种刺激没有反应，却唯独对音乐有感受力。欧美各国的残障机构、疗养院及特殊教育学校也开始运用音乐来改善残障儿童和成人的各种身心问题，效果良好。第二次世界大战期间，音乐被用来治疗"战壕休克"患者。

有研究指出，音乐治疗对精神科疾病的患者有显著的效果。

贝多芬的《夜光奏鸣曲》、德彪西的《月光曲》、勃拉姆斯的《摇篮曲》，可以改变愤恨的心理状态。

焦虑的患者可以听肖邦的前奏曲、舒伯特的歌曲、施特劳斯的《华尔兹》。

妒忌的人可以考虑欣赏德彪西的《大海》等。

疲倦的人可以聆听法雅的《西班牙花园之夜》、亨德尔的《水上音乐组曲》、巴赫的《咖啡清唱剧》、德彪西的《儿童园地》、德沃夏克的《弦乐小夜曲》、莫扎特的《钢琴奏鸣曲》。

柴可夫斯基的《悲怆交响曲》则可以治疗躁狂症患者。

音乐具有镇定与平和情绪的功能，已是不争的事实。

七、食 疗

与食疗相关的食物列举如下。

（1）深海鱼。研究显示，全世界住在海边的人，都比较快乐和健康。不只是因为大海让人神清气爽，最主要的是他们把鱼当成主食。

（2）香蕉。香蕉含有一种称为生物碱的物质，可以振奋精神和提高信心，而且香蕉是色氨酸和维生素 B_6 的来源，这些都可以帮助大脑创造血清素，减少产生抑郁的机会。

（3）菠菜。菠菜除含有大量铁质外，更有人体所需的叶酸。医学文献一致指出缺乏叶酸会导致精神疾病，包括抑郁症和早发性痴呆等。

（4）大蒜。德国一项针对大蒜对胆固醇功效的研究，从患者回答的问卷发现，他们吃了大蒜丸之后，感觉不容易疲倦，不容易焦虑，不容易发怒。

（5）低脂牛奶。纽约的西奈山医药中心研究发现，让有经前症状群的妇女摄入 1000 mg 的钙片，3 个月之后，3/4 的人不再紧张、暴躁或焦虑。低脂牛奶正是钙的最佳来源。

（6）鸡肉。英国心理学家班顿和库克给受试者摄入了 100 μg 的硒之后，受试者普遍觉得心情很好，思绪更为协调。美国农业部也发表过类似的报告，硒的丰富来源有鸡肉、海鲜、全谷类食物等。

（7）全麦面包。麻省理工学院的朱丝·渥特博士表示摄食复合性的碳水化合物，如全麦面包、苏打饼干，它们所含有的微量矿物质（如硒）能改善情绪，有如抗抑郁剂。

第二节　中国特色的心理咨询

一、中国特色的心理咨询、心理治疗模式的初步设想

心理咨询的目的是帮助求助者解除心理问题、心理困扰和心理障碍。要达到这个目标，在目前以绝大多数人的收入水平和对心理咨询的了解程度来看，多选用主流学派（包括精神分析学派、行为主义学派和人本主义学派等）的心理治疗。这种治疗模式虽可取得一定效果，但要长期坚持使用，在目前的中国还是难以行得通的。从目前临床实践看，真正单纯通过心理咨询来达到解决心理问题或困扰的为数甚少。而目前的求助者，往往都是心理问题出现较久，导致了心理或生理上产生的相应的反应或病情已经有一定程度。在现阶段看心理医生的人，往往欲寻找药物治疗，只有适当地开药，才会给求助者以一定的心理安慰。中国人由于中医传统的影响，比较担心西药的副作用和依赖性。而中西医药合用，就较受患者欢迎；若咨询师给求助者以权威感和信任感，其效果就更理想。多数求助者总认为心理医生用药好，就是医术高明，不完全相信咨询师说的那些似懂非懂的理论述语。

我认为均可选择采用弗洛伊德的性本能或巴普洛夫的条件反射，Harlow 的内在或派生驱力，马斯洛的潜能论、动力层次论、

218

自我实现等独特的心理治疗方法。不可否定，每一个理论治疗方法可获得一定疗效。但我认为要明了这些理论设计的缺陷及其所带来的治疗效果的不持久性和非稳定性，更主要的是要考虑社会方面对心理、生理的影响起到的主导作用。因此，心理咨询与心理治疗，陷入是否用药或咨询方法的争论中，是没有意义的。采用综合理论和方法，使求助者在短时间内取得效果，应该是成为我们衡量一位心理医师工作的最高标准。浙江省各地的求助者，甚至外省的都不远千里慕名求诊，我很少给求助者做长期、系统的心理设计分析，仅在首诊时做。首诊时从个性、身体素质、心理素质和社会素质分析，去寻找相互关系中的问题，来判断其心理健康水平。只有帮助求诊者悟到他必须通过不断实践，以提高认知水平，方能处理好生活事件、各种人际关系和身心关系所涌现的问题，以及因矛盾冲突而导致的困扰和障碍。

在现代，心理咨询和心理治疗必须既考虑文化的因素，又关注文化多元性和多因性。因此，采用综合咨询和治疗方法，结合中西医用药，是我认为的一个中国特色的心理咨询、心理治疗模式的初步设想。

二、 心理咨询和心理治疗中非言语信息的理解与应用技巧

心理咨询与心理治疗是一门艺术，是一门人际沟通的技巧。人际沟通的方式，主要分言语沟通和非言语（体态）沟通。言语沟通是心理咨询和心理治疗的基本的和重要的因素，其对信息的传递起着重要作用，这已为人们的共识。而在实际的心理咨询与

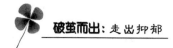

心理治疗过程中，非言语沟通的重要性甚至超过言语沟通。心理学家赫拉别恩研究指出，人们在进行信息传递的过程中，语言作用占 7.0%，语调、语速占 38.0%，表情应用占 55.0%（非言语沟通的两者相加达 93.0%）。

非言语沟通和言语沟通一样，是信息在人与人之间的传递方式。它是通过眼神、表情、手势等无声的体态语言，将内心的感受和情绪状态向外呈现的过程。它可以弥补言语沟通的不足，形象地帮助人对沟通进行深刻理解，防止因言语沟通不良带来误解。

（一）认识体态语言

从广义角度看，体态也是语言，可以说在一定的文化背景或环境中，体态语言是每个人都能理解的公共语言，如握手表示友好和尊重，点头表示同意，摇头表示不同意。

在咨询或者治疗时，首先需要从求助者的言行举止中认识体态语言。

1. 眼　睛

眼睛常被称为是心灵的窗户，通过眼睛可以表达个体情感。两性交往中，女性更善于用眼睛来传递信息。人们可以从眼睛注视的方向、部位、时间的长短、视线交流的角度，来了解眼睛的体态语言。眼睛直视意味着咄咄逼人和侵犯，视线回避包含着心理拒绝。加拿大的心理学家 Berne 通过对人际沟通中视线交流角度的研究，提出了性格 PAC 理论，即每个人的性格由父母（P）、成人（A）和儿童（C）三种心理状态组成。

（1）P 型：视线向下，权威性和优越感明显，像父母。

（2）A型：视线平视，理智和冷静为主，像成人。

（3）C型：视线向上，表现为服从和没有主见，像儿童。

2. 面部表情

个体内心的喜、怒、哀、乐、惊、恐、悲七种情绪通过面部肌肉的有意或无意运动呈现出来。在临床实践中，经常会遇到求助者口中所说的"我很平静"，但表现出眼神游离、鼻翼扇动、手足局促不安等焦虑情绪。有的未来得及详述以往的甜蜜或委屈事，眼泪已涌现。咨询师或治疗师的微笑，会给求助者以接纳、同情和尊重的可信、温暖的感觉。

3. 身体姿势

身体姿势在人际沟通中占有重要的地位，点头，摇头，摆手，耸肩，握手，拍拍肩膀，竖大拇指，用小指拉钩，拥抱（咨询及心理治疗外），倒一杯茶水，这些可以不由自主地显示内心的情绪状态和感受。

4. 空间距离

在咨询或心理治疗过程中，在空间上要保持一定的距离，既有相互的接纳，也不至于看上去过于亲密。空间距离的选择，要根据求助者或来访者的性格、年龄、职业等的不同来决定。避免与求助者距离太近或太远而影响关系的建立和发展。

（二）体态语言的应用

体态语言的应用是动态的，是伴随心理咨询、心理治疗全过程而进行的。咨询师及治疗师，首先要注意自己的仪态修饰，衣着要整齐、适体，不可过分装饰，也不能不修边幅。以安慰的眼

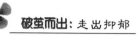

神，面带慈祥，平易近人，严肃得体，接纳求助者，使求助者首先获得权威感和信任感。咨询师与治疗师站立时要脊背挺拔（直），双眼平视，充满自信和乐观。坐的姿势更为讲究，与求助者不宜直接面对面而坐，这样会互相给对方产生压力。90°的方位可以减轻对方的心理压力，60°的方位会使人感到随便，不拘谨，空间宽松。坐时身躯略向前倾，头部侧斜，高度集中注意力，倾听求助者提供的信息。双腿平行或交叉，手势可以加强信息的传递，但不宜使用过多。在咨询和治疗中要避免以下体态语言。

（1）在倾听求助者叙述问题时，眼睛注视对方而脸部转向他处，或脸朝向对方而眼睛却注视他处（避免求助者对你产生不信任感）。

（2）跷起二郎腿，脚尖冲向他人。

（3）自顾自挖耳、抠鼻孔、修指甲、伸懒腰、打哈欠、揉眼睛、搔头、捋头发、抖腿等。

（4）常抬头看钟或者低头看表。

（5）双臂交叉放于胸前。

空间语言作为传递思想信息的一门社会语言，对多数人来讲，还是显得比较陌生的，每个人都有一种强烈的空间需求感。性格内向的人比外向的人交往时所保持的距离要远一些，距离的远近反映他们之间的关系亲疏。电视剧《爱到尽头》，结束时画面中有两只手在两人的背后握紧，而逐渐出现了公安战士高强与白衣战士赵雷徐徐慢步向远方走去……这是体态语言在艺术中的应用。初起互相有爱慕但不完全信任，保持一定的空间，最后经过生死搏斗等种种经历，相互了解，互相信任，出现了亲近的体态。

在咨询或心理治疗中懂得空间语言的运用十分重要。距离太近，会使人感到自己的空间受到侵犯，活动不自在和受到约束，会产生强烈的厌恶、烦躁的情绪；距离太远，会使人产生隔阂、被拒绝感，同时也会影响语言沟通的效果。一般认为，礼貌、合适的人与人之间的距离以 1.0～1.2 米为宜。

三、典型案例

（一）事业的失信者

一位男性青年，曾与我恳谈一段难以启齿的经历。

大学毕业后的他，工作一直不顺遂。老板说他书白念了，学历和技术不成比例。这样的评语令他陷入心灵的魔障之中。曾有几度想自杀，但是"勇气总是被狗吃掉"（他本人的原话），最后往往放弃。然而，这个时候出现了有趣的转折点。

有一天，他在海边沉思时，突然发现海岸的另一角有位哭泣者。他本能地走过去与其攀谈，才发现她也是个工作的失意者，研究生毕业后被当成垃圾看待，心烦得想自我了断。他给这位女青年剖析、解结，终于令她打消了求死的念头。这一刻他蓦然发现，他力劝的其实是自己。关于工作不顺对一般人的心理影响，心理学家早已做了数十年的研究，结果明确指出"失业症候群"或"失业神经官能症"的症状，包括沮丧、忧愁、冷漠与失去自信，无力克服。遇到工作不顺、级别不高、薪水尚低，会使人信心跌入低谷；当无薪水可领，还得支付每天的开销时，严重者甚至会选择自杀。

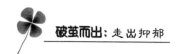

（二） 对爱情的失信者

爱情往往是最不分年龄与智慧的命题。年纪轻的有青春之恋，年纪老的有黄昏之恋，英雄有爱情，凡夫俗子也有爱情，情伤人人都有。俗语说"情关难过"，从心理学家的实证结果，也证明了这一点。即使被冠之为英雄的人，也会在"情"字这条路上摔下马来（历史剧很有说服力），无力自我疗伤止痛。有趣的是，失恋的人多少会出现雷同的症候群。

（1）自我怀疑——认为自己是不被喜欢的族群。

（2）自我否定——相信一定是自己不好。

（3）信心崩塌——不敢再结交异性朋友。

在一个由单一化走向多元化的社会历程中，人与人之间构筑出的人际轴线，愈来愈复杂。这条轴线里包括爱情，爱情有刺，易伤人，被刺伤的次数愈多，愈容易导致信心的丧失。心理学家说：人有两个"我"——表象"我"与深层"我"，平常用表象"我"生活，那是一个比较坚强的"我"；挫折的时候会用深层"我"生活，那是脆弱的"我"。

失落的时候，那个深层的"我"马上浮现，用一次又一次的烈火淬炼心灵。失恋的时候，人会失去信心。

（三） 考试焦虑症

考试焦虑症是典型的东方症状，尤其是亚洲中、日、韩三国最为严重。

社会重视学历与父母的急功近利以及传统的"考状元"心理是考试焦虑症的元凶。

原本只是一种学习的评量，演变成命运的决定者；原本可以是活泼的户外教学，改用一张又一张的测试卷；原本可以是有趣的鸟类生态观察，却变成一种沉重的家庭作业；原本可以 1 年或半年才考 1 次，变成了每天考几次。考试之所以令人紧张，是因为考试代表了鼓励与奖赏，有望与无望，能否光宗耀祖。这种沉重的责任，竟要十几岁的孩子来承受。考试焦虑的学生，首要的症状是失眠，其次是心理紧张不安、注意力无法集中、记忆力差、脑子一片空白、晚上做噩梦等。他们因为精神的过度武装，常常只能似睡非睡，这样的状况会持续好几年，多数的孩子考完大学后会解除这个噩梦，少数的孩子则因此患上心理疾病。

对于考试焦虑的治疗，西方已经提出若干有效的疗法，如实力充电、深呼吸法、超觉静坐等。有人提出"人生舞台法"，意为辨明何处才是自己的人生舞台，跑错舞台的人往往会跌入窘境。

（四）容貌的失信者

39 岁的林某，自认为是个典型的更年期患者。来心理咨询前，曾是多个美容院的常客。她相信现代化的美容技术，可以将她变得美若天仙，重新年轻。

如何证实自己美不美？她的方法很简单，询问同事便知道，同事被她问烦了，通常会回她一句"神经病"。这令她相当挫败，她认为这样的评价表示她确实不美。于是，她只得再找另一家美容院。两年来，她一直重复在这样的"游戏"中。美是她获得信心的来源，也是她丧失信心的来源。治疗失效的她，据说最近几

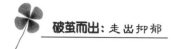

年来，依旧游走在各种美容院中，去寻找美丽的处方。

心理学家指出，常常在自己脸上大做文章的人，多半有些自卑。把自己打扮得过于花枝招展，嘴唇涂口红，脸上上彩妆，内衣外穿，脚蹬筷子跟皮鞋，把腰束成 23 英寸（1 英寸 = 0.0254 毫米），胸部突成 37 英寸的人，不是不美，就是认为自己不够美，她们企图用彩妆润饰自己的信心。

这样的失信者比比皆是。她们错误地判断容貌是被人喜欢的要素，只有美丽的人，才能在生命的长河中，享受他人的恭维；至于智慧，她们就没什么心情经营了；至于老了怎么办，她们暂时不想这些，等老了再说吧。她们奉行容貌等于一切的信条，有容貌的人，才有机会展示自己的风华。可惜事实却不是如此，人们欣赏的其实是内在的美和内在的才华。

（五）精神外遇

28 岁的林眉，结婚不到 1 年，就出现貌合神离的窘境。她与她老公李维最大的问题在于彼此走不进对方的心坎，常为柴、米、油、盐的小事争论不休。他们没有家庭时间，没有休闲时间，没有谈心时间，只有口角时间。对于林眉试图分享的经验，李维并不想静心聆听，他们之间在结婚的第一个半年起，就是以冷漠代替热情。之后，林眉有了"地下的第二春"——何新，他是公司的同事，工作的伙伴，林眉诉说意见时，他托腮聆听，时而点头，时而给予中肯的意见，时而有所批评与修正。

林眉喜欢这种感觉，他们像朋友，像同伴，也像情人。他们谈心不谈性，林眉非常仰赖何新，但心里却笃定地相信自己并无犯错。正因为何新的好，间接显出李维的难以共处，婚姻便成了名存实亡的东西。林眉的精神外遇，是现代婚姻新形态的蓝本。生活形态的改变，人与人接触的机会多了，工作在一起，休闲在一起，谈心在一起，发现思想近得一点距离也没有了，比起家中那位爱发脾气的家伙好多了。外遇的真正问题，不一定是落入声色犬马的陷阱之中，夫妻的冲突与沟通不良，才是症结所在。外遇越来越多了，人们必须回归婚姻的本质。婚姻不是白马王子和白雪公主的配对。这种不切实际的观点，往往是破坏婚姻和谐的主因。成功的婚姻者必须相信，婚姻中有喜、怒、哀、乐、恶，有甜蜜与不满，有冲突与妥协。婚姻不应该被一厢情愿地认作无风、无雨、无浪的避难所。

心理学家把外遇分成两种形式：一种是"肉体上的外遇"，一种是"精神上的外遇"。肉体外遇是以性做主导，动情机会少。精神外遇的杀伤性很强，他们不是性的品味者，却会魂牵梦萦地把心牵连在一起，彼此照料，彼此提携，彼此舒解困顿。

为什么会有外遇？

应该从自身的婚姻结构解析。外遇永远不等于喜不喜欢的单纯化约会，它是这个社会变动下的新兴问题。

有研究指出，外遇是家庭中的核弹头，具有强大的情绪杀伤力，不论是先生还是太太出轨，另一方都会出现一长串的情绪失调，由开始对人的不信任，到对性的随便，把身体的奉献当成报复的手段。外遇早已进入某些家庭，比例在三成以上。

第三节 现代人的解心术

置身在忙碌的现代社会，终日为生活而奔波劳苦，一颗心也因为外在的变迁而起伏不安。如何为自己的心灵找一处闲适安歇的所在？与朋友聊天解闷，KTV 唱歌，或是培养一两项脱俗的嗜好。只要诚心投入，你也可以为自己创造一套神奇的解心术。

一、KTV 宽心术

KTV 是现代人的宽心术。对忙碌又不喜欢求助于心理医生的族群来说，他们总有一套自己洗涤心灵的妙法，唱卡拉 OK 成了新兴的玩意。有些人，每个月总会相约去几趟 KTV 放松放松。由于休闲时间少，只好选择这种夜间游戏，来消除几天来累积的心灵困顿。

唱歌可唱走烦恼，唱出快乐。在现代，KTV 是最简便有效的解烦法器。人们在参加此类活动时，多半没有想过它的"心理意义"，他们只知道这样的投入，常常让他们浑然忘我，感到轻松快乐。从心理学角度来说，投入、兴趣、寻觅、欣赏、喜欢，正是"生活的心理治疗"。人们从中卸掉生活的压力，达到喜悦、忘我的境界。

二、 运动疗法

心理学家、生理学家研究发现，每天 20 分钟的有氧舞蹈，对于一个罹患轻度抑郁症的人来说，有着百分之八十的疗效，因为有氧舞蹈可以增加肾上腺素的分泌量，而这正是抑郁症患者最需要的秘方。

除了有氧舞蹈之外，根据自己体质的爱好，选择步行、慢跑、登山、太极、拳术等，也都是很好的运动疗法，既可健身，又能有效改善抑郁心灵。

三、 热水澡疗法

据心理医生经验证实，如果你的心情烦闷，又找不着知心朋友可以好好倾诉一番，洗热水澡是一项不错的选择。热腾腾的水，可以将你的烦心事，从氤氲飘散的雾间涤荡干净。临床实验证实，对于忙碌的人，洗热水澡具有很好的解压除疲的效果。

四、 旅行解心术

有调查指出，在忙碌的生活中，一般人工作半年左右，就会出现"弹性疲乏"的现象。以心理学眼光来看，那便是该"休养生息"的时候了。此时，旅行是一道妙法。

如果你有闲钱，每年应该休一两次长假，出去观光或者小住。"旅行族"的经验告诉我们，旅行是让自己保持心平气和的最

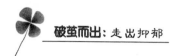

佳利器，一趟有计划的深度之旅，更能够让自己获得赏心悦目的心境。旅行族认为，对他们来说，旅行有着无法取代的地位，每次出游都是对心灵的抚慰。

五、 水族疗法

根据心理学家的研究，心神不宁或者心情不佳的人，如果在一缸种着绿色水草，养有各色观赏鱼的鱼缸前，静静地欣赏鱼在水草中悠游自在地穿梭，可以解除百分之七十以上的压力源。有水族爱好者，自觉体验发现，有时候心情起伏不定时，独自静坐水族缸前，大约只需 1 小时，就会有种涤尽尘嚣的感觉。在家里设计一个水族缸，对忙碌的现代人而言，可以算是省钱的心理疗法。

六、 怡情疗法

借助琴音、棋艺、书香、画魂，找到一处回归心灵的处方，使困顿的心灵变得美好、温柔、贴心、轻松、甘甜、平静、淡雅。这在心理学理论中称为怡情疗法，也称艺术治疗。

七、 收藏疗法

这里的收藏指的是收藏古董。不少收藏者，其收藏的功用并不在于保值与投资，而是心烦时细细摩挲后的心平气和。对于喜欢古董的玩家而言，沉浸在古物中的快感，成了一帖宽心的良药。

古董总是那般温柔地、毫无怨言地、从不反驳地听你从头细说，直到你怒气全消为止。许多古董收藏者，习惯用考古的心情去读它，用品赏的心情去观它，思绪会从澎湃到沉静，由奔腾到空灵，然后内心一片祥和。这就是从收藏传统文化角度探索心理治疗，"自取其乐"，消散心情郁闷，是现代人的心理解心术与古代心理治疗相链接的体现。

参考文献

[1] 易法建. 心理医生. 重庆：重庆大学出版社，1996.

[2] 汪道之. 心理咨询. 北京：中国商业出版社，2001.

[3] 杨权. 抑郁障碍的诊断与治疗. 成都：四川科学技术出版社，2003.

[4] 张明园. 精神科评定量表手册. 长沙：湖南科学技术出版社，1998.

[5] 陈彦方，顾牛范. 新编临床精神药物手册. 济南：山东科学技术出版社，1998.

[6] 颜文伟. 临床精神药理学. 长沙：湖南科学技术出版社，1998.

[7] 杨玲玉，左成业. 器质性精神病学. 长沙：湖南科学技术出版社，1993.

[8] 范肖冬. ICD－10精神与行为障碍分类. 北京：人民卫生出版社，1993.

[9] 江开达. 精神药理学. 2版. 北京：人民卫生出版社，2011.

[10] 洪应明. 菜根谭. 叶华，译. 杭州：浙江大学出版社，1993.

[11] 赵青. 心态决定命运. 北京：中国档案出版社，2002.

[12] 翟金国，赵靖平. 心理治疗史话. 健康报，2004-07-05.

附 录

中文名称	英文名称及简称
多巴胺	dopamine，DA
去甲肾上腺素	norepinephrine，也称 noradrenaline，缩写为 NE 或 NA
肾上腺素	Adrenaline 或 epinephrine，缩写为 A 或 E
5- 羟色胺	5-hydroxytryptamine，5–HT
乙酰胆碱	acetylcholine，ACh
三环类抗抑郁药	tricyclic antidepressant，TCA
单胺氧化酶抑制剂	monoamine oxidase inhibitor，MAOI
选择性 5–HT 再摄取抑制剂	selective serotonin reuptake inhibitors，SSRIs
γ– 氨基丁酸	gamma-aminobutyric acid，GABA
选择性 5–HT 与 NE 再摄取抑制剂	serotonin and noradrenaline reuptake inhibitors，SNRIs
5–HT2a 受体拮抗剂及 5–HT 再摄取抑制剂	serotonin antagonist and reuptake inhibitors，SARIs
NE 与 DA 再摄取抑制剂	noradrenalin-dopamine reuptake inhibitors，NDRIs
NE 能和特异性 5–HT 能抗抑郁药	Noradrenergic and specific serotonergic antidepressants，NaSSAs
选择性去甲肾上腺素再摄取抑制剂	norepinephrine reuptake inhibitors，NRIs
选择性 5–HT 再摄取激动剂	selective serotonin reuptake agonists，SSRAs
心电图	electrocardiogram，ECG
谷氨酸 – 丙酮酸转氨酶	glutamate pyruvic transaminase，GPT
选择性去甲肾上腺素再摄取抑制剂	noradrenaline reuptake inhibitors，NARIs
褪黑素能受体激动剂和 5–HT20 受体拮抗剂	Melatonin agonist and selective serotonin antagonist，MASSA

后 记

　　本书笔者是长期从事精神科医疗实践的临床医师。在编写过程中参考了近年来大量的国内外文献，并结合自己的临床经验，其内容新颖，理论性、实用性较强。本书简明扼要介绍了目前国内外心理咨询、心理治疗及心灵医师"以心疗心"的理论，并从中国民俗、宗教及传统文化等角度探索中国式宽心术和禅学中的宽心之道。作者学习了西方心理学的科学精神，并融合东方古籍的心理治疗的经典方法，提倡中西结合，摘引并整理编写了不同历史时段的全国著名专家、学者撰写的有关抑郁症诊疗方面的精辟文章，运用科学和科普双重手段，用"以心疗心"理论解决人的困惑，追求心灵安顿，塑造心理健康，以达到纾解现代人们心理困顿的目的。

　　本书是一本可供查询的有关科学治疗抑郁症的读本，其中包括抑郁症诊断、分类、临床症状描述，系统介绍了如何合理选用抗抑郁药物和各种心理治疗的方法，对从事精神卫生、心理治疗的工作者有一定的指导作用，同时也是一本有关中国心灵宽心术的研讨书。

　　何谓宽心？定义各有不同，有人把宽心定义为"让不安定的灵魂变得安定"，这完全符合中国人寻找心灵的处方。

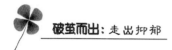

笔者用纯东方角度思考，希望自己在本书里扮演一位纯粹的整理编写者或导览者角色。此书如果能让不安定的心灵变得安定，对身处困境的人有所帮助，起到拨云见日的有益作用，笔者就心满意足了。

本书体现了属于作者自己的心灵脉络，无论未来结果如何，都是值得尝试和继续探索下去的。

在此书编著过程中，得到了许多个人和组织的倾力相助，尤其是得到了浙江省医学会精神科分会主任委员于恩彦教授的鼎力支持，为此书写序；得到了江苏省苏州市广济医院老院长、全国精神卫生交流协作组（会）组长陈一鸣教授的大力支持，为此书写序；此书出版初期，"小样稿"的制作得到了金华市第二医院张载福、应月桂、罗晓东、康玉娟等热情支持。

此书得以顺利出版，是各学界专家以及参与撰编者辛勤劳动的结果，在此深表感谢！

李文奇

2017 年 6 月 10 日